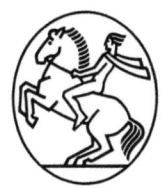

Schriftenreihe
der Wissenschaftlichen Landesakademie
für Niederösterreich

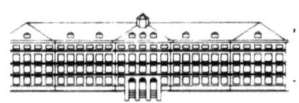

R. Danzinger (Hrsg.)

Psychodynamik der Medikamente

Interaktion von Psychopharmaka
mit modernen Therapieformen

Springer-Verlag Wien GmbH

Univ.-Doz. Dr. Rainer Danzinger
Landesnervenklinik Salzburg
Salzburg, Österreich

Das Werk ist urheberrechtlich geschützt.
Die dadurch begründeten Rechte, insbesondere die der Übersetzung, des Nachdrukkes, der Entnahme von Abbildungen, der Funksendung, der Wiedergabe auf photomechanischem oder ähnlichem Wege und der Speicherung in Datenverarbeitungsanlagen, bleiben, auch bei nur auszugsweiser Verwertung, vorbehalten.
© 1991 by Springer-Verlag Wien
Ursprünglich erschienin bei Springer-Verlag/Wien 1991

Mit 11 Abbildungen

ISSN 0940-5801
ISBN 978-3-211-82314-9   ISBN 978-3-7091-3371-2 (eBook)
DOI 10.1007/978-3-7091-3371-2

Vorwort der wissenschaftlichen Leitung

Der nun vorliegende 1. Band der Wissenschaftlichen Schriftenreihe behandelt ein Thema aus dem Fachbereich Medizin. In weiterer Folge sollen aber auch die anderen Fachbereiche der LAK (Rechtswissenschaften, Technische Wissenschaften, Geisteswissenschaften und Philosophie, Humanwissenschaften und Ökologie sowie Wirtschaftswissenschaften) in diesem Sinne Gelegenheit haben, wissenschaftliche Arbeiten, die an der Landesakademie entstanden sind, einem interessierten Leserkreis zugänglich zu machen.

Diese Wissenschaftliche Schriftenreihe soll in unregelmäßigen Abständen erscheinen. Dieser erste Band stellt die Zusammenfassung von Referaten dar, welche auf dem Symposium "Interaktion von Psychopharmaka mit anderen Therapieformen" am 4.5.1990 an der Wissenschaftlichen Landesakademie in Krems gehalten wurden und Spezialgebiete der Psychiatrie und Psychopharmakologie betreffen.

Der Dank der Wissenschaftlichen Leitung gilt Herrn Dr. N. Stanek, welcher die Mühe auf sich nahm, die Beiträge redaktionell und lektoratsmäßig zu betreuen. Für das rechnergestützte Layout danken wir Herrn Dipl.Ing. N. Girsule und für Schreib- und Korrekturarbeiten Fräulein A. Weichselbaum. Weiters gilt unser Dank allen Autoren und dem Herausgeber Univ.-Doz. Dr.med. R. Danzinger für die kooperative Zusammenarbeit.

Die Wissenschaftliche Leitung ist überzeugt, daß mit diesem ersten Band der Wissenschaftlichen Schriftenreihe ein Schritt gesetzt werden konnte, der nicht nur einen Einblick in die an der Landesakademie geleistete Arbeit gibt, sondern zugleich auch für die Zukunftsentwicklung der Wissenschaften in Österreich Impulse zu setzen vermag.

Krems, Juni 1991

Univ.-Prof. Dr. P. Kampits　　　　　　　　Univ.-Prof. DI. Dr.techn. P. Kopacek

Inhaltsverzeichnis

Verzeichnis der Autoren	VIII
Einleitung	1
Über die "Unschärferelation" in der Psychopharmakotherapie angesichts des ganzheitlichen somatopsychosoziokulturellen Therapieprozesses in einem individuellen Menschen	4
Die Psychologie der Neuroleptikaverordnung	17
Compliance - Ein Aspekt der Arzt-Patient-Beziehung	37
Depressive Verstimmung und Persönlichkeit, depressives Verhalten Eine Fallstudie zur Interaktion von Psychopharmaka und existenzanalytischer Psychotherapie	47
Der Widerstand manischer Patienten gegen die Einnahme von Neuroleptika	55
Soziodynamische Wechselwirkungen in und zwischen Patienten-, Personal und Versorgungsgemeinschaft und ihr Einfluß auf die Ganzheitlichkeit des Behandlungsangebotes	62
Die Auswirkungen der sektorisierten Psychiatrie auf Krankheitsverhalten und Compliance psychiatrischer Patienten	73
Kombination von Psychotherapie mit Psychopharmaka	84
Rollenfixierung und Wahnfixierung unter Psychopharmakatherapie	92
Die Psychodynamik der Psychopharmaka	102

Verzeichnis der Autoren

W. BURIAN
    Prim. Dr. med., Psychoanalytiker
    Leiter der Drogenstation Mödling bei Wien

R. DANZINGER
    Univ. Doz. Dr. med., Psychoanalytiker,
    Primarius der Psychiatrischen Abteilung der Landesnervenklinik Salzburg

G. EICHBERGER
    Dr.med.,
    Oberarzt in der Landesnervenklinik Maria Gugging,
    Psychoanalytiker

M. FEICHTINGER
    Psychotherapeut, Facharzt für Psychiatrie und Neurologie,
    Sozialmedizinischer Dienst Salzburg

V. GÜNTHER
    Univ. Ass. Dr. med.,
    Psychiatrische Universitätsklinik Innsbruck

G. LANGER
    Univ. Prof. Dr. med.,
    Professor an der Psychiatrischen Universitätsklinik Wien

A. LÄNGLE
    Dr. med. und Dr. phil.,
    Leiter der Abteilung für Forschung und Ausbildung am Institut für Logotherapie in
    Wien, eigene Praxis als Logotherapeut

A. MARKSTEINER
    Hofrat, Primarius Dr. med.,
    Direktor der Landesnervenklinik Maria Gugging, Psychoanalytiker

U. MEISE
    Univ. Doz. Dr. med.
    Psychiatrische Universitätsklinik Innsbruck

Th. MEISSEL
    Dr.med.,
    Oberarzt an der Landesnervenklinik Maria Gugging,
    Psychoanalytiker in Ausbildung

K. PURZNER
    Dr.med.,
    Oberarzt am Psychiatrischen Krankenhaus Baumgartner-Höhe Wien,
    Psychoanalytiker

R. SCHINDLER
    Univ. Prof. Dr. med.,
    Privatordination
    Leiter des Dachverbandes d. psychotherapeutischen Vereinigung Österreichs

Einleitung

Kaum ein psychotherapeutisch ausgebildeter Psychiater, der zugleich psychopharmakologisch geschult ist, wird heute die enge und vielfältige Wechselbeziehung von Medikamentengabe und Psychotherapie bestreiten. Obwohl nun diese Interaktion von somatischen und psychologischen Therapieformen fast eine Binsenweisheit ist, hat man sie vergleichsweise wenig untersucht. Die wichtige Thematik wird am Rande der Themen Compliance und Placebo abgehandelt und dies in einer Zeit, in der das Mißtrauen der Bevölkerung Medikamenten gegenüber, insbesondere aber gegenüber Psychopharmaka rasch anwächst.

Schließlich behandeln wir keine bewußtlosen Gewebskulturen, sondern lebendige Menschen in einem komplizierten sozialen Setting. Der Effekt eines Psychopharmakons resultiert daher nicht nur aus seinen experimentell nachgewiesenen pharmakodynamischen Wirkungen, sondern auch aus den komplexen sozialen Interaktionen im Rahmen eines medizinischen Zeremoniells. Die große Bedeutung von sogenannten "unspezifischen Behandlungsfaktoren" wird durch die oft erstaunlichen Behandlungserfolge der Medizinmänner und Ärzte primitiver Kulturen illustriert, Ergebnisse, die in völliger Unkenntnis der zugrunde liegenden Ursachen der Erkrankungen erreicht wurden [12].

Die bekannt hohe Streuung der Wirkung bei Psychopharmaka ist höchstwahrscheinlich mit den spezifischen Einstellungen und Ängsten der Patienten bezüglich dieser Medikamente zu erklären. "Giftige, chemische Zwangsjacke", "rosa Brille für die Seele".

Warum wurde nun dieses enorm wichtige, für die effektive Organisation von Behandlungssettings so entscheidende Gebiet bisher von der Forschung nahezu ausgeklammert? Offensichtlich weil es jeweils nur ganz am Rande der traditionell geteilten Gebiete wie Psychopharmakologie, klinische Psychiatrie, Sozialpsychiatrie oder Psychotherapie liegt.

Als Parkett für den interdisziplinären Austausch von Wissenschaftlern der aufgezählten Fachgebiete bot sich nun die Wissenschaftliche Landesakademie in Krems in nahezu idealer Weise an. Herr Univ.-Doz. Dr. Karl Sablik, als Medizinhistoriker selbst mit der Vernetzung medizinischer Forschungsgebiete vertraut, griff die Idee auf und unterstützte in engagierter Weise das Zustandekommen einer Tagung zu dem Thema: "Interaktion von Psychopharmaka mit anderen Therapieformen".

Die Tagung fand im Mai 1990 statt. Bei den Vorträgen und Workshops trafen sich Psychiater, Psychotherapeuten, Psychologen und psychopharmakologische Forscher.

Im vorliegenden Band erscheinen nunmehr unter dem Titel "Psychodynamik der Medikamente" ausgewählte Beiträge dieser Tagung. Natürlich wird die weite und wichtige Thematik hier keineswegs umfassend abgehandelt, es werden lediglich aus verschiedenen Blickwinkeln einige Denkanstöße vorgestellt, um die dringend nötige Diskussion auf diesem Gebiet in Gang zu setzen.

Nur beispielhaft soll in dieser Einleitung auf einige der zahlreichen Möglichkeiten, bezüglich der Wirkung von Psychopharmaka, psychodynamisch zu denken, hingewiesen werden.

Was bedeutet es beispielsweise für einen paranoiden Patienten, der unerträgliche Anteile seines Selbst abspaltet und auf die Umgebung projiziert um seine psychotische Unruhe zu stabilisieren, wenn er ein Depot-Neuroleptikum in den Glutealmuskel implantiert bekommt? Wird ihm durch diesen therapeutischen Akt nicht der Verfolger, den er aus seinem eigenen Inneren in die Umgebung zu entfernen trachtete, wiederum in den Körper zurück verfrachtet?

In jedem Fall hat die Gabe eines Medikamentes eine unbewußte Bedeutung, die man versuchsweise auch analysieren kann, meint Ostow [8]. Derselbe Autor meint übrigens, daß durch Neuroleptika eine krankhaft erhöhte Ich-Libido herabgesetzt werde. Heute würden wir diesen Zustand erhöhter Ich-Libido eine produktive Symptomatik bzw. Plus-Symptomatik nennen. Danckwardt [2] meint, daß Neuroleptika die Realitätsprüfung stärkten, also quasi als ernüchterndes, wunschverweigerndes, frustrierendes Objekt wirkten. Jedenfalls machen diese Deutungen ein wenig deutlich, warum viele Patienten der Medikation durch Neuroleptika so ablehnend gegenüberstehen.

Übrigens werden ganz im Gegenteil dazu Tranquilizer eher als illusionsfördernde, wunscherfüllende Droge erlebt und können vielleicht in der blumigen Sprache der Psychoanalyse mit der nährenden Brust einer "guten Mutter" verglichen werden. Dies erklärt auch, warum der Arzt, der Tranquilizer gibt, oft in die Rolle eines idealisierten Objektes gerät und warum diese Medikamentengruppe so leicht süchtig macht. In gewisser Weise können doch Medikamente Ersatz für die Zuwendung einer beruhigenden und verehrten Person sein, ähnlich wie das sogenannte Übergangsobjekt, beispielsweise ein Teddybär, dem kleinen Kind Trost bei der Abwesenheit der Mutter schenkt. Die Tabletten auf dem Nachtkästchen eines sich leer und verlassen fühlenden Patienten - können sie nicht, etwas salopp gesprochen, mit lauter kleinen Ersatzobjekten für den beruhigenden Arzt verglichen werden, die man verschlucken kann, um so zu einer tröstlichen Verschmelzung mit dem frühen Aspekt der nährenden Mutter zu kommen?

Diese Beispiele wurden herangezogen, um möglichst plastisch zu zeigen, wie komplex die Verhältnisse bei einem integrierten Therapieangebot sind. Diese Komplexität muß sich auch in der Therapieforschung spiegeln und es muß vermehrt zu interdisziplinärem Austausch kommen. M. Sabshin, derzeit Präsident der amerikanischen Psychiater-Gesellschaft, schrieb vor kurzem [11]: "Die Wiederbelebung der klinischen Psychiatrie soll uns ermöglichen, eine neue Synthese von Psychoanalyse, Sozialpsychiatrie und biologischer Psychiatrie zu finden ..... Ich erwarte, daß zu Beginn des nächsten Jahrhunderts die meisten psychiatrischen Patienten mit Kombinationen von Psychotherapie und somatischen Therapien behandelt werden".

Wir können mit den Initiatoren der Landesakademie und den Autoren nur hoffen, daß die vorliegende Publikation über die Psychodynamik der Medikamente einen kleinen Beitrag in Richtung auf ein komplexeres Verständnis der Wechselwirkung von medikamentöser Therapie und Psychotherapie leistet.

13. Februar 1991   Rainer Danzinger

Literatur

1. Danckwardt, J.F.: (1978) Zur Interaktion von Psychotherapie und Psychopharmakatherapie. Psyche 32, S 111-154
2. Ostow, M.: (1962) Drugs in Psychoanalysis and Psychotherapy. New York, Basic Books
3. Sabshin, H.: (1990) Turning points of 20th century American Psychiatry. Americ. Journ. of Psychiatry, S 1273
4. Turnheim, K.: (1987) Placebo und Compliance. Wiener Klin. Wochenschr. 99/20. S 705-710

Über die "Unschärferelation" in der Psychopharmakotherapie angesichts des ganzheitlichen somatopsychosoziokulturellen Therapieprozesses in einem individuellen Menschen
On the "uncertainty-principle" in psychopharmacotherapy in the context of the holistic somatopsychosociocultural therapeutic process in the individual human subject

G. Langer

Psychiatrische Universitätsklinik, Währinger Gürtel 18-20, A-1097 Wien

Zusammenfassung.

Diese Arbeit ist ein theoretisch-konzeptioneller und kritischer Diskurs über die Frage nach der Position der Psychopharmakotherapie innerhalb des Therapieprozesses eines Individuums. Die Antwort, welche dieser Diskurs auf mehreren Argumentationsebenen zu geben versucht, ist, daß die Position des Psychopharmakons, innerhalb der integrierten Bedienungsstruktur des Therapieprozesses und im Einzelfall eines Patienten, grundsätzlich unbestimmbar sei (der Autor nennt dies die "Unschärferelation" in der Psychopharmakotherapie). Oder praxisnah ausgedrückt: Die Größe des Anteils des Psychopharmakons an der manifesten psychotherapeutischen Wirkung ist im Einzelfall eines Patienten immer ungewiß.

Im speziellen schlägt der Autor einige konzeptionelle Korrekturen vor, die diesem Sachverhalt Rechnung tragen und Mißverständnisse abbauen könnten: (1) Psychopharmaka sollte man nicht "psychotrop" nennen, sondern "neurotrop" bzw. "zerebrotrop"; ferner sollte man die manifeste Gesamtwirkung im Rahmen einer Psychopharmakatherapie im Erfolgsfalle "psychotherapeutisch" nennen (durchaus in dem gleichen Sinne, in welchem man die Symptomremission, z.B. bei einer erfolgreichen Verhaltenstherapie, ebenfalls psychotherapeutisch nennt. (2) Psychopharmaka sind zwar psychotherapeutisch wirksam (im Sinne der Symptomremission), dies aber nicht auf individuell spezifische Weise, denn man könne im Einzelfall eines Patienten nicht entscheiden, ob die manifeste therapeutische Wirkung dem Pharmakon, oder aber einem unspezifischen Placeboeffekt zuzuschreiben sei. Somit reduziert sich die sog. Spezifität der Psychopharmaka auf ihre neurotropen Wirkungen und auf ihre - keineswegs in jeder Forschungsstudie - nachweisbare therapeutische Überlegenheit über Placebo im statistischen Mittelwertvergleich von Gruppen von Patienten. (3) Psychopharmaka interagieren mit anderen Therapieformen, von den leiborientierten Therapien über die Patient-Arzt Beziehung bis hin zu den Gruppentherapien, ebenfalls in einer im Patienteneinzelfall grundsätzlich unbestimmbaren Weise. Diese Art der Unschärferelation der Psychopharmakotherapie beruht u. a. darauf, daß das Psychopharmakon innerhalb des somatopsychosoziokulturellen Therapieprozesses (welchen die ganze Person eines Menschen integriert), an hierarchisch unterster Stelle zur primären Wirkung gelangt (nämlich an zellulären Bindungsstellen). Somit besteht für das Pharmakon eine "vertikale" Interaktion mit anderen Therapieformen, welche grundsätzliche Beurteilungsprobleme der Beziehung aufwirft, sofern man nicht die beliebte Ausflucht in den naturwissenschaftlichen Reduktionismus wählen will (wo hierarchisch unterschiedliche Ebenen auf eine einzige Untersuchungsebene reduziert werden).

Im Verhältnis zwischen Psychopharmakotherapie und struktureller Psychotherapie sollte, neben ihrer Gemeinsamkeit (s.psychotherapeutisch), auch ein wesentlicher Unterschied festgehalten werden: Die Psychopharmaka kann man als Induktoren zur Desinvolution der Bewußtheit eines Individuums auffassen, wohingegen strukturelle Psychotherapien als Induktoren für Evolutionsprozesse der Bewußtheit einer Person konzipiert werden können.

Einleitung

Sie könnten mich fragen, worauf es mir bei diesem Vortrag im wesentlichen ankommt. Erstens, ich gestehe es gerne, will ich die Veranstalter nach Kräften unterstützen, und zwar in ihrem wichtigen Bestreben nach einer Integration von Konzepten und Methoden in der Psychiatrie, damit unser therapeutisches Instrumentarium, das wir anwenden, nicht weniger ganzheitlich klinge, als die Person des Patienten, der mit uns Therapeuten in Wechselwirkung tritt, ganzheitlich gestimmt ist. Kurz gesagt: Wir brauchen eine ganzheitliche Therapie, weil unsere Patienten als Menschen ganzheitlich sind. Diesen Vortrag werde ich als einen kritischen Diskurs führen, und zwar über mehrere Teilkonzepte in der Psychiatrie. Immerhin sind diese Teilkonzepte zentral, sowohl für das Thema dieser Tagung, als auch für die Begründungsstruktur unseres alltäglichen therapeutischen Handelns. Zweitens kommt es mir in meinem Vortrag im wesentlichen darauf an, einige konzeptionelle Fragmente zur Diskussion zu stellen, und zwar für eine Theorie jener zukünftigen Psychiatrie, welche man die "Integrierende Psychiatrie" nennen könnte. - Ich beginne nun mit der Einleitung zu meinem Vortrag "über die Unschärferelation in der Psychopharmakotherapie angesichts des ganzheitlichen somatopsychosoziokulturellen Therapieprozesses in einem individuellen Menschen".

Den Begriff Unschärferelation verwendet man zur Charakterisierung folgender quantenphysikalischer Beziehung, welche stark vereinfacht zumeist wie folgt ausgedrückt wird: "Ort und Geschwindigkeit eines Elementarteilchens können nicht zugleich mit beliebiger Genauigkeit bestimmt werden" (1). Als allgemeinere Schlußfolgerung dieser nach Heisenberg benannten Unschärferelation spricht man auch häufig davon, daß der zu messende Parameter durch den messenden Beobachter und dessen Messung beeinflußt wird und man folgert schließlich, daß eine "Revision des Kausalitätsbegriffes durch die Heisenbergsche Unschärferelation notwendig geworden ist" (2). Soviel nur sei in aller Kürze zu diesem bedeutenden geistesgeschichtlichen Horizont unserer Zeit gesagt, ein Horizont, welcher, wie ich in meinem Vortrag ausführen möchte, auch für unser Denken und Handeln als Psychiater eine kostbare Orientierung bieten kann. Ich meine: Wenn sogar die Physiker die mechanistische Ideologie des 19. Jhs. begraben haben, stünde es uns Psychiatern schlecht zu, wollten wir womöglich noch im 21. Jh. nach der Ideologie des Laplaceschen Uhrwerks leben. Ich frage Sie: Welches Denkmodell trifft eher auf unsere ärztliche Erfahrungswelt zu? Ein deterministisches Modell der Planetenbahnen mit linearer Kausalität und Prognostizierbarkeit oder aber ein indeterministisches Modell der menschlichen Person mit zirkulären Wechselbeziehungen und beschränkter Prognostizierbarkeit der Wirkungen? Bitte wählen Sie aus; die Wahl des Weltmodells trifft letztlich jeder selber!

Was meine nun ich als Psychiater, wenn ich am Sog dieser modernen Wege naturwissenschaftlichen Denkens "über die 'Unschärferelation' in der Psychopharmakotherapie" rede und hierin die Psychopharmakotherapie im Kontext des ganzheitlichen somatopsychosoziokulturellen Therapieprozesses im individuellen Menschen "orten" will?

Zur Illustration meiner Botschaft beschreibe ich nun kurz eine therapeutische Alltagssituation: Ein Arzt verabreicht seinem Patienten ein Psychopharmakon, und zwar mit der Absicht, im Laufe der Behandlung dessen psychopathologische Symptome zu eliminieren. Wir wollen nun annehmen, daß im Laufe einer mehrwöchigen Behandlung mit diesem Psychopharmakon die psychopathologischen Symptome des Patienten tatsächlich verschwinden und der somatopsychosoziale Status quo ante des Patienten wiederkehrt, d.h. der Patient erlebt sich selber - im großen und ganzen - fast genauso, wie er sich vor der Manifestation seiner Symptome erlebt hatte. Nun frage ich Sie, werter Leser: Wie groß ist, genau genommen, der Beitrag des Psychopharmakons an diesem therapeutischen Erfolg? - Wenn Sie mir antworten, Sie wüßten es nicht genau, oder wenn Sie mir gar antworten, Sie könnten es prinzipiell nie genau wissen, so würde ich mich dieser Antwort gerne anschließen. Ja, ich meine auch, gestützt auf gut bekannte Erfahrungstatsachen, daß wir Ärzte noch bei keinem unserer Patienten jemals genau gewußt haben, in welchem Maße das Psychopharmakon am Erfolg der manifesten psychotherapeutischen Gesamtwirkung beteiligt gewesen ist. Das Psychopharmakon entfaltet nämlich keine mechanische, linear-kausale psychotherapeutische Wirkung, sondern es wird immer in einem somatopsychisch soziokulturellen Kontext wirksam. Oder mit anderen Worten: Das Psychopharmakon induziert innerhalb eines multisystemisch und hierarchisch strukturierten Therapieprozesses die Wirkung, aber es determiniert die psychotherapeutische Wirkung nicht. Deshalb können wir Ärzte im konkreten Einzelfall eines Patienten prinzipiell nicht wissen, wie genau die Bedingungsstruktur der therapeutisch wirksamen Faktoren konfiguriert ist. Ich gebe ein Beispiel: Wir wissen nicht, wie groß z.B. der Faktor der Patient-Arzt-Beziehung bei unserem Patienten X war, und in welchem Maße die Wahl des richtigen Psychopharmakons in der richtigen Dosierung zum Therapieerfolg beigetragen hatte, und wie sehr der Faktor des Therapiebeginns in der richtigen Zeitphase der sogenannten endogenen neurobiologischen Rhythmen von Bedeutung gewesen war, und wie sehr die veränderte familiäre Strukturdynamik, angesichts der Aufnahme einer therapeutischen Beziehung durch den symptomproduzierenden Patienten, bei unserem Patienten X den Therapieerfolg beeinflußt hat. - Diese soeben begonnene Liste von möglichen therapeutisch relevanten Faktoren läßt sich bekanntlich beliebig fortsetzen und mit jedem zusätzlichen Therapiefaktor wird die Position des einen Therapiefaktors Psychopharmakon unschärfer, mehr noch, die Position des Psychopharmakons im multidimensionalen Therapieprozeß wird überhaupt unbestimmbar.

Mancher Leser könnte über das Gesagte verunsichert sein oder meine Ausführungen schlichtweg ablehnen mit der Feststellung: "Die Erkenntnisse und Erfolge der Psychopharmakotherapie seien doch wohl wissenschaftlich gesichertes Wissen". Nun, so würde ich antworten, diese Feststellung, so allgemein gehalten, will ich durchaus gelten lassen und sie widerspricht auch gar nicht meinen Ausführungen. Man verstehe mich nicht falsch: Die besagte "Unschärferelation in der Psychopharmakotherapie", d. h. unser prinzipielles Nicht-Wissen-Können der Bedingungsstruktur des psychopharmakotherapeutischen Erfolges, bezieht sich erstens auf die Beurteilung des Patienteneinzelfalles (der ist allerdings praktisch am wichtigsten!), aber nicht auf den statistischen Mittelwertvergleich (z.B. Patientengruppe A versus Patientengruppe B), mit welchem die wissenschaftliche Forschung operiert. Zweitens trifft die besagte Unschärferelation auf die Beziehung zwischen dem Psychopharmakon und dem Therapieerfolg zu, und zwar deshalb, weil diese Beziehung asymmetrisch ist: Das Psychopharmakon ist ein Monosystem, wohingegen der Therapieerfolg ein plurisystemischer und hochkomplexer Therapieprozeß ist (z.B. "antidepressive Wirksamkeit" genannt). Übrigens gibt es in der Psychiatrie auch Fälle, wo man den Therapieerfolg nicht plurisystemisch, sondern - analog zum Psychopharmakon - monosystemisch definieren kann, z.B. als das Sistieren von epileptischen Anfällen oder als den Eintritt eines pharmakologisch induzierten Schlafes. In dieser Minderheit der klinisch relevanten Fälle fällt die Unschärferelation sogar in der Psychiatrie kaum ins Gewicht, weil - wie gesagt - der Therapieerfolg monosystemisch definiert wird (wir Ärzte finden hier dem pharmakologischen Labor durchaus ähnliche Verhältnisse vor). Übrigens befinden sich unsere internistischen Kollegen häufiger in dieser Situation, und brauchen sich über die Unschärferelation keine großen Gedanken zu machen. So sind in einem weiten Bereich der Inneren Medizin der Gegenstand des Therapieerfolges, einerseits, und die therapeutische Einflußnahme, andererseits, systemisch benachbart: Denken Sie z.B. an den Erfolg einer Therapie mit einem Antibiotikum, ein Erfolg, welcher am Bakteriogramm verifiziert werden kann, oder denken Sie an den Erfolg einer Eisensubstitutionstherapie, welcher am Blutbild verifizierbar ist. Beide Verifizierungen des Therapieerfolges sind überdies am einzelnen Patienten durchführbar. In der Psychiatrie hingegen ist solche Verifizierung zumeist unmöglich: Das physikochemische System "Psychopharmakon", einerseits, und der somatopsychosoziokulturelle Systemkomplex "therapeutische Wirkung", andererseits, sind nicht monosystemische Nachbarsysteme, zwischen denen direkte Beziehungen - ohne Unschärferelation - aufzeigbar wären!

Lassen Sie mich noch kurz einen zweiten Aspekt der Unschärferelation in der psychiatrischen Therapie erwähnen, auf welchen ich leider - aus Zeitgründen - in diesem Vortrag nicht näher eingehen kann, welcher aber von ebenso großer praktischer Bedeutung ist, wie der soeben beschriebene Aspekt. Es handelt sich um das, was Uexküll und Wesiack (3) den "diagnostisch-therapeutischen Zirkel" genannt haben. Ich zitiere aus ihrem bedeutenden Werk "Theorie der Humanmedizin" folgende Feststellung: "...im spezifischen Kommunikationsprozeß zwischen Arzt und Patient sind die diagnostischen und therapeutischen Bemühungen des Arztes von Anfang an fast unlösbar ineinander verklammert". - Die "Unschärferelation" besteht hier, wie ich meine, darin, daß wir Ärzte im plurisystemischen Gegenstandsbereich der Psychiatrie, durchaus in Analogie zur Quantenphysik, den Ort des Elementarteilchens (sprich: Diagnose) und die Geschwindigkeit des Elementarteilchens (sprich: Therapie) nicht zugleich mit beliebiger Genauigkeit, unabhängig von einander, bestimmen können.

Ich verlasse nun diese mehr allgemein gehaltene Einleitung über die Unschärferelation in der psychiatrischen Therapie und wende mich der Erörterung von spezielleren Aspekten der besagten Unschärferelation zu. Es geht weiterhin um die Relation zwischen der Psychopharmakonwirkung einerseits und der psychotherapeutischen Gesamtwirkung, die sich am Patienten manifestiert, andererseits. Auch die nachfolgenden theoretisch-konzeptionellen Ausführungen interessieren mich nur deshalb, weil sie, wie ich meine, eine große praktische Bedeutung haben, indem sie das Denken und Handeln in unserem psychiatrisch-therapeutischen Alltag unmittelbar berühren. Ich werde die folgende speziellere Erörterung der psychopharmakologischen Unschärferelation in drei Themenkreise bündeln und, problemorientiert vorgehend, von drei Mißverständnissen in der Therapie mit Psychopharmaka reden, und zwar: 1. Vom Mißverständnis der psychotropen Wirksamkeit der Psychopharmaka; 2. vom Mißverständnis der therapeutischen Spezifität der Psychopharmaka und 3. vom Mißverständnis der horizontalen System-Interaktion der Psychopharmaka mit anderen psychotherapeutisch wirksamen Therapieformen.

Über das Mißverständnis, daß Psychopharmaka psychotrop seien

Was ist die Botschaft diese Kapitels? In diesem Kapitel möchte ich zeigen, daß Psychopharmaka gerade nicht "psychotrop", sondern neurotrop bzw. zerebrotrop sind. Ferner will ich verständlich machen, daß Psychopharmaka nicht bloß psychoaktiv, sondern im Erfolgsfalle "psychotherapeutisch" wirksam werden können (5). Wären diese Medikamente nämlich nicht psychotherapeutisch wirksam, so dürfte man sie nicht Psychopharmaka nennen, sondern man müßte sie auch in der ärztlichen Anwendung Neuropharmaka nennen, ein Name, den die Grundlagenwissenschaftler für ihren Anwendungsbereich im Labor zu Recht gebrauchen. - Ferner, was will ich mit dieser terminologischen Klärung erreichen? Wenn man verstanden hat, daß Psychopharmaka zerebrotrope Substanzen mit psychotherapeutischer Wirkung sind, so hilft diese Einsicht bei der adäquaten Beurteilung der Rolle der Psychopharmaka im Konzert der psychotherapeutischen Instrumente und hilft, vorher schon, bei der Entscheidung darüber, ob Psychopharmaka überhaupt und in welcher Weise eingesetzt werden sollen. Lassen Sie mich das Gesagte nun näher ausführen.

Die meisten von uns sagen, daß Psychopharmaka psychotrope Medikamente seien, was so viel heißt wie, daß diese Arzneimittel "auf die Seele gerichtet" sind, eben psychotrop. Übrigens: Nicht nur biomedizinisch orientierte Psychiater reden so, auch Psychoanalytiker und systemisch-orientierte Familientherapeuten gebrauchen diesen Terminus. Ich frage Sie nun: Stimmt diese "Seelengerichtetheit" der Psychopharmaka überhaupt? Ich frage noch grundsätzlicher: Kann es "Arzneimittelmoleküle zur Heilung der kranken Seele" überhaupt geben? Wenn nein, enthüllt sich dann in unserer vorherrschenden Rede von den psychotropen Medikamenten ein schweres konzeptionelles Mißverständnis, von dem auch unser Handeln nicht verschont geblieben sein kann?

Gehen wir der Sache, weil sie offenbar von größter praktischer Bedeutung ist, weiter nach. Fragen wir uns zuerst, was man unter Psychopharmaka verstehen kann. Ich möchte Psychopharmaka definieren als Arzneimittel, welche über primär neurobiologische Angriffsorte solche zerebrale Wirkungen entfalten können, welche für die Manifestation von psychiatrischen Symptomen ungünstig sind. Oder anders und sehr verdichtet gesagt: Psychopharmaka sind primär neurotrope und sekundär zerebrotrope Arzneimittel; tertiär wirken sie psychoaktiv und quartär können sie auch, im geeigneten Fall eines Menschen, psychotherapeutische Wirkungen induzieren. Ich erläutere dies ganz kurz: Die neurobiologischen Angriffsorte der Psychopharmaka bestehen bekanntlich aus zellulären Bausteinen, welche zu neuronalen Funktionssystemen im Gehirn zusammengefaßt sind. Dieser Tatsache Rechnung tragend, kann man also von neurotropen Medikamenten reden oder aber - klinisch zutreffender - von zerebrotropen Medikamenten, weil deren Wirkungen auf diverse neuronale Funktionssysteme das Gehirn als ganzes betrifft. Es bleibt nun unklar, wie die zerebrotrope Wirkung der Psychopharmaka psychotherapeutisch wirkt, d.h., es bleibt unklar, was im Patienten (eine somatopsychosoziale Einheit der Person) vorgeht, wenn die Symptome im Verlauf der Therapie verschwinden und sich der Patient wieder, wie er sagt, gesund erlebt.

Vielleicht stoßen sich einige unter Ihnen daran, das ich psychotherapeutische Wirkung der Psychopharmaka sage. Ich frage Sie: Wie sollte ich diese Wirkung nennen, die psychisches Geschehen normalisiert? Zerebrotrop betrifft nicht die psychische Seite der Wirkung, psychotrop ist schlichtweg falsch, psychoaktiv impliziert nicht die therapeutische Seite der Wirkung; - es bleibt nur der Terminus "psychotherapeutisch" übrig, und genau dieser Terminus entspricht auch den beobachtbaren Tatsachen! Jeder kann doch beobachten, daß im Verlauf einer erfolgreichen Psychopharmakotherapie der somatopsychosoziale Status quo ante des Patienten, sein sogenannter Normzustand, sich wieder herstellt. Diese symptomnormalisierende Wirkung im Kontext einer Psychopharmakotherapie unterscheidet sich phänomenologisch durch nichts von der symptomnormalisierenden Wirkung z.B. nach einer erfolgreichen Verhaltenstherapie, bei welcher man ja ebenfalls - zu Recht - von psychotherapeutischer Wirkung spricht. Leider hat sich diese konsequente Redeweise von der psychotherapeutischen Wirkung von Psychopharmaka im deutschen Sprachraum, in welchem man ganz problemlos von "psychotherapeutic drugs" sprechen kann (4). Ich bleibe noch ganz kurz bei diesem wichtigen Thema. Wieso, frage ich mich, bringen wir den Terminus psychotherapeutische Medikamente so schwer über die Lippen? Wieso sagen wir statt dessen so leicht das Falsche, nämlich psychotrope Medikamente, obgleich doch niemand ernstlich meinen kann, daß die physikochemischen Moleküle eines Psychopharmakons direkt auf die Psyche gerichtet sind, was nun einmal mit psychotrop gemeint ist! Psychotrop ist z.B. mein Vortrag jetzt für Sie, psychotrop ist ein Lächeln meiner Tochter bei unserer Begrüßung; hingegen sind die physikochemischen Moleküle von Valium - ich wiederhole mich gerne - nicht psychotrop, sondern neurotrop bzw. zerebrotrop. - Ich frage mich weiter: Wieso tun wir uns so schwer, die Tatsachen genau so zu benennen, wie wir sie beobachten? Ich vermute, daß wir, ideologisch verbohrt, noch immer im Desparteschen Dualismus verfangen sind: So nennen wir laut Lehrbuch psychotherapeutisch u. a. nur diejenige Einflußnahme, welche mit einer psychologischen Methode getätigt wird (6).

Genau dieses Postulat ist aber, so meine ich, ein Fehler des erkenntnistheoretischen Dualismus, denn wir können einer manifesten psychotherapeutischen Wirkung eben nicht ansehen, durch welche Methode sie zustande gekommen ist (dies will ich später am Beispiel der sogenannten Placebowirkung näher erläutern). - Ich hingegen bin Anhänger eines monistischen Weltbildes. In meinem Weltbild sind die Materie "Psychopharmakon" und die "Psyche" (des Patienten) nur zwei unterschiedliche Beobachtungsebenen desselben kosmischen Prozesses. Ich halte jede ideologische Grenzziehung zwischen Materie, Soma, Psyche, Geist für künstlich und die Meinung für dogmatisch, daß therapeutische Wirkungen auf die Psyche durch etwas Materielles, z.B. ein Medikament, nicht induziert werden können. Für mich stellt sich diese Terminologie problemlos dar: Ich nenne psychoaktiv solche Wirkungen, welche psychisches Geschehen, in welcher Form auch immer - sei es durch chemische Substanzen oder durch Gespräche - beeinflussen können. Wenn nun Patient und Arzt eine psychoaktive Wirkung für therapeutisch halten, so nenne ich diese Wirkung psychotherapeutisch. Ich binde also die Bezeichnung psychotherapeutisch an die manifeste Wirkung, aber nicht an die Bedingungen der Wirkung, weil die Bedingungen einer psychotherapeutischen Wirkung - insbesondere im Einzelfall - immer hypothetisch bleiben müssen!

Worin besteht nun in diesem Kapitel die Unschärferelation in der Psychopharmakotherapie? Sie besteht u.a. in folgendem: Man könne, im Rahmen einer Psychopharmakotherapie an einer manifesten psychopathologischen Symptomremission eines einzelnen Patienten prinzipiell nie genau feststellen, welchen Anteil das Psychopharmakon zur psychotherapeutischen Gesamtwirkung des Patienten beigetragen hat. Wieso kann man das prinzipiell nicht feststellen? Ich wiederhole mich aus Gründen der praktischen Bedeutung: Weil das Psychopharmakon primär neurotrop, sekundär zerebrotrop, tertiär psychoaktiv und erst quartär psychotherapeutisch wirksam wird, oder anders gesagt: Das, was man lapidar den "Therapieerfolg bei einem psychiatrischen Patienten" nennt, ist das Integrationsprodukt eines somato-psycho-sozio-kulturellen Therapieprozesses, in welchem das neurobiologisch wirksame physikochemische Psychopharmakon zwar einen bedeutenden therapeutischen Beitrag leistet, welcher aber nicht experimentell zwecks Quantifizierung isolierbar ist und das prinzipiell nicht im Einzelfall eines Patienten.

Über das Mißverständnis, daß Psychopharmaka therapeutisch "spezifisch" seien

Was ist die Botschaft dieses Kapitels? In diesem Kapitel möchte ich zeigen, daß die Psychopharmaka, psychotherapeutisch gesehen, unspezifisch sind. Spezifisch wirksam sind diese Mittel hingegen auf der neurobiologischen Untersuchungsebene, im biochemischen und pharmakologischen Experiment, und relativ spezifisch wirksam sind die Psychopharmaka auf der somatischen Ebene, z.B. bei den sogenannten. vegetativen Nebenwirkungen. - Was will ich mit dieser terminologischen Klärung erreichen? Ich will Verständnis für die Einsicht wecken, sie klang bereits vorher an, daß das, was wir psychotherapeutische Wirkung der Psychopharmaka nennen, eine Integrationsleistung des Patienten ist, aber nicht eine Leistung des Psychopharmakons oder irgendeiner anderen psychotherapeutisch wirksamen Methode. Lassen Sie mich dies nun näher ausführen:

Die meisten von uns meinen, wenn sie vom therapeutischen Wirkungsprofil eines Psychopharmakons reden (z.B. antidepressiv oder antipsychotisch), daß diese Wirkung spezifisch sei. Diese Spezifität sollte wohl u.a. bedeuten, daß man die Qualität der psychotherapeutischen Wirkung eines Psychopharmakons von der Qualität der Wirkung eines sogenannten. Placebos, auch beim einzelnen Patienten, müßte unterscheiden können. Tatsächlich kann man diese Unterscheidung im Patienteneinzelfall nicht treffen. Es gibt in der Psychopharmakotherapie keine qualitativen (phänomenologischen) Unterschiede zwischen den Wirkungen von Placebo und Verum, d.h. man kann nicht an der speziellen Weise, z.B. der Art der antidepressiven Wirksamkeit, ein Placebo vom antidepressiven Medikament unterscheiden. Das mag seltsam klingen, ist aber eine Tatsache. Man bedenke doch: Gäbe es qualitative Unterschiede zwischen Medikament und Placebo, so bedürfte man der placebokontrollierten Studien nicht, deren Zweck doch darin besteht, die therapeutische Wirksamkeit eines vermeintlichen Psychopharmakons nachzuweisen. Gelänge dieser Nachweis schon für den Einzelfall, so bedürfte man nicht zweier Patientengruppen, bei welchen der Wirksamkeitsnachweis aber nur im statistischen Vergleich der Mittelwerte dieser Patientengruppen geführt werden kann. Dieser Gruppenvergleich der placebokontrollierten Studie ist also eigentlich deshalb notwendig, weil die psychotherapeutische Wirkung vom Psychopharmakon nur induziert, hingegen vom Patienten gemacht wird. Der Mittelwertvergleich der placebokontrollierten Studie gibt somit nur Aufschluß über die mittlere Größe dieser psychotherapeutischen Induktionswirkung des Psychopharmakons verglichen mit einem Placebo (7).

Die gerade beschriebene erkenntnistheoretische Schwierigkeit bei der Beurteilung der psychotherapeutischen Wirkungen von Psychopharmaka ist anderswo in der Medizin unbekannt. Ich erinnere z.B. an eine Therapie mit Antibiotika im Kontext einer bakteriellen Infektion, oder an eine Substitutionstherapie mit Eisen im Kontext einer Eisenmangelanämie, die Sie als Arzt tätigen, sehr wohl verifizierbar, auch im Einzelfall eines Patienten. Ich gebe ein Beispiel: Zum Nachweis, ob bei Ihrem "Patienten X" Eisen besser wirkt als Placebo, bedürfen Sie gewiß keiner placebokontrollierten Studie. Im Gegensatz hierzu erinnere ich diejenigen unter Ihnen, die Erfahrung mit placebokontrollierten Studien mit Psychopharmaka haben, an Ihre verlorenen Wetten, weil Sie als Versuchsleiter "hätten schwören können", daß Patient X das Verum eingenommen hatte, - und beim Öffnen des

Codes zum Studienende stellte sich entgegen Ihrer Wette heraus, daß der Patient X doch das Placebo erhielt.

Worin, so könnten wir fragen, besteht nun in diesem Kapitel die Unschärferelation in der Psychopharmakotherapie? Sie besteht u.a. darin, daß die Spezifität der Wirksamkeit in der Psychopharmakotherapie im Einzelfall eines Patienten qualitativ und quantitativ unbestimmbar ist. Zwar ist es möglich, im Mittelwertvergleich zweier Patientengruppen quantitative und eventuell auch qualitative Unterschiede zwischen Psychopharmakon und Placebo statistisch zu belegen, doch bleibt sogar im Gruppenvergleich insoweit eine Unschärfe bestehen, als nur Wahrscheinlichkeitsaussagen gemacht werden können, oder anders gesagt: Wollte man die placebokontrollierte Studie mit dem gleichen Psychopharmakon beliebig oft wiederholen, so würde kein Studienergebnis identisch sein mit einem der vorhergehenden.

Über das Mißverständnis, daß die Interaktionen der Psychopharmaka mit anderen Therapieformen systemisch "horizontal" seien

Was ist die Botschaft dieses Kapitels? In diesem Kapitel möchte ich folgendes zeigen: Im Konzert der psychotherapeutisch wirksamen Instrumente (ich sage lieber therapeutische Induktoren) wirken die einzelnen Therapieformen - von den Psychopharmaka bis zu den Gruppentherapien - auf systemhierarchisch unterschiedlichen Niveaus. Interaktionen von Therapien auf vergleichbaren horizontalen Niveaus (z.B. Psychopharmaka-Wechselwirkungen untereinander) sind durchaus bestimmbar, wenngleich nur unvollständig. Im Gegensatz hierzu sind vertikale Wechselwirkungen, d.h. zwischen hierarchisch unterschiedlichen Niveaus (z.B. zwischen Psychopharmaka und einem Gespräch) grundsätzlich unbestimmbar. Wieso? Im plurisystemischen und systemhierarchisch unterschiedlichen Therapieprozeß, welcher ein fortwährender Integrationsprozeß von somatopsychosoziokulturellen Systemen ist, kann das Maß der Interaktion zwischen zwei willkürlich gewählten Systemen deshalb nicht bestimmt werden, weil diese beiden Systeme (z.B. Medikament und Mensch) nicht Räder eines großen Uhrwerkes, sondern unisolierbar dynamische Faktoren eines plurisystemischen Therapieprozesses sind. Was will ich hiermit für die Praxis unserer Therapie sagen? Wir können in unserem psychotherapeutischen Handeln, die Psychopharmaka zähle ich hierbei mit, nie deterministisch instruieren, sondern nur probabilistisch induzieren! Deswegen können wir Therapeuten auch nie heilen, sondern wir helfen bestenfalls - und auch das nicht in bestimmbarer Weise - beim Heilungsprozeß mit, der sich im Patienten unter Einschluß von dessen Umwelt (z.B. Patient-Arzt-Beziehung) vollzieht. Ich gehe darauf nun etwas näher ein:

Die meisten von uns meinen, wenn sie von den Wechselwirkungen zwischen Psychopharmaka und anderen psychoaktiven Therapieformen reden, es handle sich um - systemhierarchisch gesehen - horizontale Wechselwirkungen zwischen Systemen vergleichbarer Art (wie z.B. bei den Wechselwirkungen einer Gruppe von Menschen). Tatsächlich sind aber die Ebene der Neuronensysteme, auf welcher das zerebrotrop wirksame Psychopharmakon primär angreift und die Ebene der Beurteilung des psychiatrischen Therapieerfolges, nämlich die Person eines Patienten im soziokulturellen Kontext, inkommensurabel, d.h. nicht miteinander vergleichbar, nicht direkt aufeinander beziehbar. Wieso? Es stehen die neuronalen Systemebene der Psychopharmaka und die personale Systemebene der Therapiebeurteilung, und zwar durch mehrere Komplexitätsgrade und Systemstufen voneinander getrennt oder miteinander verbunden, ganz wie Sie wollen. Im Falle des Medikamentes sind mehrere Systemebenen im physikochemisch-neurobiologischen Bereich primär adressiert, im Falle der Therapiebeurteilung ist das, was wir am Patienten beurteilen, Resultat eines hochkomplexen somatopsychosoziokulturellen Therapieprozesses. Oder mit anderen Worten ganz praxisnah ausgedrückt: Die Wirkungen von Valium auf mich, einerseits, und meine Einwirkungen auf Valium, andererseits, sind nicht nur von völlig unterschiedlicher Art und zudem als Wechselwirkung grundsätzlich unbestimmbar, sondern sie sind insbesondere in einer einzigen Sprache, ob verbal oder mathematisch, gar nicht formulierbar. Wieso nicht? Meine Wirkung auf Valium besteht im Spiel der Wechselwirkungen nur darin, daß ich das Valium entweder einnehme oder aber nicht, also eine einfache Ja/Nein-Entscheidung. Die Wirkungen von Valium auf mich als ganze Person sind hingegen weder einfach noch vollständig bestimmbar. Bestimmbar in vivo sind nur wenige neurobiologischen Wirkungen von Valium auf meine Neuronensysteme (z.B. visualisierbar im EEG oder PET). Hingegen liegt der somatopsychosoziokulturelle Weg zwischen dem EEG-Befund, einerseits, und mir als Person, andererseits, wohl für immer im Dunkeln. Somit liegen also auch die Wechelwirkungen zwischen Valium und mir innerhalb dieser erkenntnistheoretischen Dunkelheit, oder etwa nicht?

Ich versuche, diesen wichtigen Sachverhalt noch anders auszudrücken: Eine Wechselwirkung zwischen zwei Psychopharmaka ist gewiß eine Interaktion von anderer Art als z.B. die Patient-Arzt-Beziehung. Trotz dieser wesentlichen Unterschiedlichkeit ist beiden Arten von Wechselwirkungen etwas Wesentliches gemeinsam, nämlich, daß in beiden Arten horizontale Wechselwirkungen zwischen vergleichbaren Systemen stattfinden, nämlich Wechselwirkungen zwischen zwei Medikamenten bzw. zwischen zwei Menschen. Solche horizontale Wechelwirkungen sind, jede für sich, in gleicher Sprache ausdrückbar und somit grundsätzlich innerhalb einer Sprache beschreib- und bestimmbar, wenngleich mit heutiger Methodik noch unvollständig. Wenn man aber die Frage nach einer vertikalen Wechselwirkung stellt, z.B. zwischen einem Psychopharmakon einerseits und der Person eines Patienten andererseits, so fragt man mit dieser scheinbar einfachen Frage nach der

Beziehung zwischen zwei systemhierarchisch unterschiedlichen Sprachwelten, die so unterschiedlich sind, wie nun einmal eine Valiumpille und der Patient X sich voneinander unterscheiden. Ich frage Sie: Auf welche Sprache sollte man beide Welten beziehen können, um sie vergleichbar, d.h. das Maß ihrer Wechselbeziehung bestimmbar machen zu können? Somit bleibt diese vertikale Wechselbeziehung grundsätzlich unbestimmbar, womit ich soeben eine weitere Art von Unschärferelation in der Psychopharmakotherapie beschrieben habe.

Ich möchte meinen Vortrag nicht beenden, ohne zumindest versucht zu haben, eines von mehreren möglichen Mißverständnissen, die ich mit meinem Vortrag induziert haben könnte, auszuräumen. Man könnte mich z.B dahingehend mißverstanden haben, daß ich zwischen Psychopharmakotherapie und Psychotherapie keinen Unterschied mache, weil ich die Psychopharmaka als psychotherapeutische Medikamente bezeichnet habe. Tatsächlich betonte ich hiermit eine Gemeinsamkeit, nämlich, daß beide psychotherapeutisch (im Sinne der Symptomeliminierung) wirksam sind. Nichtsdestotrotz sehe ich wohl einen wesentlichen Unterschied in der Funktionsweise dieser beiden therapeutischen Methoden (oder therapeutischen Induktoren), und zwar: Die Psychopharmaka wirken, so meine ich, symptomeliminierend dadurch, daß sie die Symptombildung zertrümmern. Oder mit anderen Worten gesagt: Wenn man, wie ich es tue, die Symptombildung einen involutiven Prozeß der Bewußheit eines Menschen konzipiert (8), so zerstören Psychopharmaka diesen involutiven Bewußtheitszustand, d.h. ihre Wirkung auf die Bewußheit ist eine des-involutive Wirkung. Somit können Psychopharmaka nur in jenen Fällen den normalen Status quo ante eines Patienten herstellen helfen, in welchen ein involutiver (oder sog. krankhafter) Prozeß besteht. - Nun zur Psychotherapie. Eine strukturelle Psychotherapie wirkt, so meine ich, symptomeliminierend dadurch, daß die Notwendigkeit zur Symptombildung nicht mehr besteht. Wieso nicht? Weil durch die Induktion von persönlichen Reifungsprozessen, im Kontext der Psychotherapie, die Bewußheit des Patienten evolutiv erweitert wird, d.h. der Person werden neue Freiheitsräume eröffnet. - Ich halte es für praktisch wichtig, nochmals festzuhalten: Der psychotherapeutischen Symptomelimination selber sieht man es phänomenologisch nicht an, ob sie durch eine Des-Involution oder durch eine Evolution zustande gekommen ist. Allerdings wird im Falle der Des-Involution, z.B. durch Psychopharmaka bestenfalls der Status quo ante des Patienten therapeutisch erreichbar sein, wohingegen im Falle der Evolution, im Kontext einer strukturellen Psychotherapie, die Symptomremission durch einen Entwicklungsschritt der ganzen Person zur Auflösung gelangt.

Literatur

1. Brockhaus Enzyklopädie (1974): Unschärferelation. Band 19, 276
2. Prigogine, I. und Stengers, I. (1986): Dialog mit der Natur. Neue Wege naturwissenschaftlichen Denkens. Piper, München-Zürich, 236
3. Uexküll, T. von, und Wesiack, W. (1988): Theorie der Humanmedizin. Grundlagen ärztlichen Denkens und Handelns. Urban & Schwarzenberg, München-Wien-Baltimore, 292 ff
4. Usdin, E. Forrest, E. (1977): Psychotherapeutic drugs. Dekker, New York-Basel
5. Langer, G. (1986): Über die psychotherapeutischen Wirkungen von Psychopharmaka: Grundsätzliche Anmerkungen aus psychobiologischer Sicht. Wiener Medizinische Wochenschrift 19: 491-497
6. Strotzka, H. (1984): Psychotherapie und Tiefenpsychologie. Springer, Wien-New York
7. Langer, G. (1987): Placebo: Jenseits von "Schein" und "Störgröße". Argumente für die Aufwertung eines bedeutenden protherapeutischen Begriffes ("Aura Curae"). Wiener Klinische Wochenschrift 20, Supplementum 175: 1-20
8. Langer, G. (1991): Des Bewußtseins unverbindliche Verbindlichkeit oder Fragmente für eine "Metasemiotische Bewußtseinstherorie". In, "Das Bewußtsein und seine (Um-)Welt", G. Guttmann und G. Langer (Hrsg.). Springer, Wien-New York. In Vorbereitung

Die Psychologie der Neuroleptikaverordnung

Th. Meißel
NÖ Landesnervenklinik Gugging

I.

Die Pioniere der Psychopharmakotherapie warnten von Anfang an vor einseitigen Betrachtungsweisen und waren sich bewußt, daß Psychopharmaka eine wesentliche Bereicherung der symptomatischen Therapie darstellten, aber nicht kausal wirkten und der Integration in einen Gesamtbehandlungsplan bedürften.

So resümierte HAASE 1963 (16), "....daß wir dem Kranken mit der neuroleptischen Wirkung oft nur eine Prothese geben und daß wir ihm helfen müssen, mit ihr zu gehen. Begleitende Psychotherapie und Beschäftigungstherapie sind auch bei der Behandlung von Schizophrenen unumgänglich". Er hielt fest, daß "Tranquilizer und Neuroleptika" nicht den ersten Schritt zur "Charakterapotheke" bedeuten, in der zur Modifizierung jeder psychischen Eigenschaft ein Pharmakon in der Schublade bereitliegt. Vielmehr wird zwar wirkungsvoll, doch zunächst recht elementar und wenig differenziert in die Psychodynamik eingegriffen.

Umgekehrt hat von psychotherapeutischer Seite BENTE (3) 1958 auf die Notwendigkeit hingewiesen, die Neuroleptika in ihrer Wirkung jeweils konkret psychodynamisch zu sehen und einzuordnen. "Die medikamentös induzierten Veränderungen betreffen die vitale Grundierung, Verhaftung und Färbung des Erlebens. Aber sie vollziehen sich jeweils innerhalb des aktuellen Horizontes der lebensgeschichtlich gewordenen Persönlichkeit, ihrer komplexen Haltungen, Strebungen und Wertungen, kurzum innerhalb ihres gesamten Aktions- und Reaktionsgefüges."

Zum Verhältnis von Promazin-Wirkung zu psychotherapeutischen Maßnahmen findet HAU (17) zwar im gleichen Jahr in der Literatur Übereinstimmung, daß durch die Verordnung von Promazin oder anderen Neuroleptika die Aufnahmebereitschaft für Psychotherapie steige, meldet aber selbst Bedenken an: "Mit dem Wohlbefinden der Fügsamkeit, der Gleichgültigkeit traten jedoch die Grundkonflikte, das Gefüge der Fehlhaltungen in den Hintergrund des Erlebens. Die Patienten spürten keinen ausreichenden "Leidensdruck" mehr...... Die Patienten wurden nicht mehr in ausreichendem Maß mit ihren Lücken, Mängeln und Unzulänglichkeiten konfrontiert, sahen keine drückende Notwendigkeit mehr, sich mit ihren inneren und äußeren Konflikten auseinanderzusetzen. In einigen Fällen änderten sich die Übertragungsverhältnisse, nämlich von einer mißtrauisch-aggressiven in eine vertrauensselig-erwartungsvolle Übertragung, die jedoch dem wirklichen strukturellen Hintergrund des Erlebens nicht entsprach. Für die psychoanalytische Arbeit und Behandlung im engeren Sinne ist also die Anwendung des Promazins oder Chlorpromazins nicht zu empfehlen. Anders war es im Zusammenhang mit psychologisch bewußt angewandten suggestiv-therapeutischen Maßnahmen."

II.

Diese Bedenken teilt OSTOW in seiner 1962 erschienenen umfangreichen Arbeit "Psychopharmaka in Psychoanalyse und Psychotherapie" (24) nicht. Er sieht die Übertragung durch die Gabe von Psychopharmaka weniger beeinträchtigt als durch die Psychose selbst oder notwendige Krankenhausaufenthalte und Elektroschocks, meint andererseits, daß "die Verabreichung einer Medizin für den Patienten unbewußte Bedeutungen habe, die genauso analysiert werden können wie die unbewußten Bedeutungen aller anderen Zufälligkeiten des therapeutischen Kontaktes, wie etwa das Arrangement der Sprechzimmereinrichtung, der Name des behandelnden Arztes, die Vereinbarungen über die Zahlungsweise der Honorare, eine Krankheit usw". Außerdem sei ein Patient, wenn er sich entschließe eine Analyse zu machen, auch weitgehend von den positiven Merkmalen der Übertragungsbeziehung bewegt.

OSTOW beschreibt die Wirkung von Psychopharmaka mit einer konsequent libidoökonomischen Betrachtungsweise. Er steht als Schüler NUNBERG's in klassischer psychoanalytischer Tradition, zitiert auch eine Äußerung von FREUD selbst NUNBERG gegenüber, in Zukunft werde es möglich sein, chemische Wirkstoffe in einer therapeutischen Analyse einzusetzten, um diese in eine ergiebigere Richtung zu lenken und daß er sich vorstelle, daß dies über eine Beeinflussung energetischer Vorgänge geschehen werde.

Ausführlich setzt sich OSTOW mit FREUD's ökonomischen Analysen in dessen Werk auseinander. In dessen Bemerkungen über den Fall SCHREBER (13) beschrieb dieser Verdrängung als ein Abziehen der Libido vom Objekt und die Krankheit als Folge des Entzugs. Wenn dieser Entzug ein teilweiser sei oder nur kurze Zeit andauere, könne das Ergebnis eine Neurose sein oder der normale Verzicht auf das Objekt. Wenn Libido von den Vorstellungsbildern aller Objekte abgezogen werde, entstehe Psychose. Die freigewordene Libido werde ins Ich reflektiert und erzeuge Größenwahn bzw. die psychotische Hypochondrie als übermäßige libidinöse Besetzung eines einzelnen Körperorgans. Im Versuch der Libido, über Wahnbeziehungen wieder an Objekte heranzukommen, drücke sich das Bestreben aus, die verlorene Objektwelt wiederherzustellen.

In "Trauer und Melancholie" (14) schildert FREUD einen Ich-entleerenden Vorgang. "Der melancholische Komplex verhält sich wie eine offene Wunde, zieht von allen Seiten Besetzungsenergie an sich und entleert das Ich bis zur völligen Verarmung." Er stellt in dem Zusammenhang auch die Frage, "ob nicht direkte toxische Verarmung an Ich-Libido gewisse Formen der Affektion (Melancholie) ergeben kann". FREUD erklärt die Verarmung als Resultat der Verteidigung des Ichs gegen das Trauma des Objektverlusts und sagt, daß die Schädigung die Ich-Energie so binde, daß sie für andere Zwecke nicht zur Verfügung stehe.

OSTOW interpretiert die Wirkung von Psychopharmaka als Beeinflussung des Libido-Quantums, das das Ich in der Psychose überflute, sodaß es nicht unter Kontrolle gehalten werden könne, bzw. das Ich völlig entleere und seiner Funktionsfähigkeit beraube. Die Ich-Funktionen reagierten empfindlich auf die Energiemenge, die ihnen zur Verfügung stünden und veränderten sich entsprechend.

OSTOW unterscheidet Psychopharmaka, die direkt das Ich beeinflussen als toxische (wie Sedativa, Hypnotika, Anästhetika, Narkotika und halluzinogene Drogen) und Ich-Tonika (wie Coffein und Amphetamine) von solchen, die eine Veränderung des Libidogehalts des Ichs bewirken: Neuroleptika verringern die Ich-Libido, Antidepressiva (er nennt sie noch "psychische Energizer" oder ergotrope Wirkstoffe) vermehren sie.

Entscheidend für die therapeutische Anwendung dieser Psychopharmaka ist für OSTOW eine genaue Bestimmung des Ich-Libidogehaltes, wofür er eine eigene Skala von geringem bis hohen Libidogehalt entwickelt hat.

Das Libidoniveau des Ichs erschließt er über die Ich-Funktionen allgemeine Haltung und Verhalten, Objektverlangen, affektive Empfindungsfähigkeit, Selbstbeobachtung, Narzißmus, Selbstwerterleben, Projektion, Identifizierung, Aggressivität, Hypochondrie, Ich-Spaltungen, Anklammerungstendenzen.

Dieses Libidoniveau im Ich ist für OSTOW das entscheidende Kriterium für die Gabe von Psychopharmaka. Besteht ein Übermaß an Ich-Libido wie bei der Manie und bestimmten Formen der Schizophrenie (wir würden heute von Plussymptomatik sprechen), sollen Neuroleptika diese "Libidoplethora" vermindern.

Ist das Libidoniveau bis zur völligen Entleerung hin vermindert wie bei der Melancholie oder bestimmten Formen der Schizophrenie (die wir heute mit einer Minussymptomatik beschreiben würden) sind ergotrope Medikamente, also Antidepressiva zu geben.

Im Einzelfall ist dies sehr komplex und sehr genau zu differenzieren. OSTOW macht aber deutlich, daß er den Ausgleich energetischer Vorgänge für dringlicher hält als differenzialdiagnostische Überlegungen oder die Betrachtung psychodynamischer Vorgänge. Er bietet eine konsequente ökonomisch ausgerichtete Theorie psychischer Erkrankungen und ein durchdachtes Konzept der Pharmakotherapie, die er eindeutig der Psychoanalyse bzw. psychoanalytischen Psychotherapie unterordnet. Psychopharmaka sollten keine aufdeckende und einsichtsfördernde Psychotherapie ersetzen, nur gegeben werden bei Gefahr für den Patienten oder des Abbruchs der Behandlung und nicht, um den Widerstand des Patienten zu überwinden, der durch Interpretation behandelt gehörte. OSTOW gibt aber zu, daß energetische Prozesse leichter zu behandeln seien als dynamische, und daß das konzentrierte Interesse am Energiehaushalt ihn von der Beschäftigung mit dem analytischen Material ablenke.

Kurze Zeit später beschäftigte sich BALINT mit dem Problem der Gabe von Medikamenten, ärztlichen Handelns überhaupt, dabei aber einen ganz anderen Ansatzpunkt wählend. Er beschäftigte sich mit dem Arzt-Patient-Verhältnis, in dem die "Droge Arzt" wirksam werde. BALINT fragte nicht, wie das Medikament biologisch wirke, das der Arzt gibt, sondern er stellte radikaler die Frage: Wie wirkt der Arzt als Medikament und lenkte den Blick auf die Dynamik der Arzt-Patient-Beziehung (1).

Diese Frage war für OSTOW bei seiner Analyse der Verordnung von Psychopharmaka im Hintergrund geblieben. Bei ihm gibt der Arzt und Analytiker dem Patienten, wenn notwendig, ein Psychopharmakon. Sein Interesse gilt, das Wissen darüber und um die psychischen Vorgänge im Patienten möglichst zu vermehren und zu verbessern, also seine ärztliche Kompetenz zu erhöhen, ohne sich dabei in dieser distanziert fachmännischen, quasi naturwissenschaftlichen Position dynamisch mit einzubeziehen.

Die Bedeutung des Medikaments bzw. Verordnung sind für OSTOW analysierbar. Er beschreibt orale Phantasien, befriedigende Phantasien oder Vergiftungsängste, Fellatiophantasien und solche der Schwängerung, Wirkungen auf Hypochondrie und das Selbstgefühl; das Medikament wirkt aber bei ihm als biologisch wirksame Substanz auf die Libidoökonomie einer besser verstandenen Psyche des Patienten, seine Bedeutung für die Dynamik der Beziehung und seine Wirkung durch diese Bedeutung bleibt im wesentlichen nicht hinterfragt.

Dieser von OSTOW so wenig berücksichtigte Beziehungsaspekt bei der Psychopharmakaverordnung wurde einige Jahre später bei einer umfangreichen Untersuchung von UHLENHUTH und Mitarbeitern über die damalige Literatur über die Kombination von Psychotherapie und Pharmakotherapie insofern hervorgehoben als sie bei dieser Kombinationstherapie zwei Formen unterschieden, das "additiv" und das "interactiv model"(31).

Letzteres heißt für ZAUNER (34), daß nicht nur Psychopharmaka additiv zur Psychotherapie verordnet werden, sondern daß bei ihrer Verordnung festzustellen sei, wann, in welcher Dosierung und wie im Bezug auf die Art der Patientbeziehung Psychopharmaka die Psychotherapie ermöglichen oder unterstützen können.

III.

In einer intensiven Einzelfallstudie einer kombinierten psychotherapeutischen und psychopharmakotherapeutischen Notfallsbehandlung einer periodisch psychotischen Patientin untersuchte DANCKWARDT 1978 (5) die Bedeutung solcher aktuellen unbewußten Beziehungsfelder seiner Patientin sowie deren biographische Urmuster für die Wirkungsweise der verordneten Psychopharmaka.

Wie im Verlauf der Therapie deutlich wurde, ging es dieser Patientin "um die Introjektion eines Sicherheit und Vertrauen stiftenden guten Objekts, auf kindlichem Organisationsniveau formuliert: um die Inkorporation der guten Brust und - infolge einer symbolischen Gleichsetzung auf der Ebene der frühen triangulären Situation mit dem Penis - um die Inkorporation des guten väterlichen, strukturierenden Phallus". Das Medikament erfuhr, auf ein Kleinstes komprimiert und dosierbar, diese symbolische Bedeutung, wurde später von der Idee von einem rettenden Gott ergänzt. Die Funktion des Therapeuten, Gefühle der Sicherheit, des Vertrauens und der Hoffnung durch fürsorgliche Anwesenheit zu vermitteln, wurde von der Patientin auf das Medikament verschoben. Die dem Therapeuten zugeschriebene Omnipotenz wurde durch Entpersönlichung und Entdifferenzierung (die mechanistisch-automatische Wirkung der Medikation), durch Zerstückelung (Dosierung) und Kontrolle auch durch andere (den Ehemann) relativiert und gefügig gemacht.

Dies sieht DANCKWARDT im Gegensatz zu einer höchstpersönlichen Beziehung im psychotherapeutischen Prozeß, der deshalb als "gefährlich" erschien, weil die Patientin in einem solchen Prozeß unweigerlich sowohl mit den guten als auch mit den versagenden Aspekten einer lebendigen Beziehung konfrontiert würde.

DANCKWARDT interpretiert also, "daß die pharmakogene psychotrope Wirkung auch bei Psychotikern in die psychologische Disposition inkorporiert wird und eine eminent symbolische Bedeutung erfährt, die ihrerseits antipsychotisch wirkt."

Die Patientin bleibe aber weiterhin symbiotischpsychotisch disponiert. Darin sei aus psychotherapeutischer Sicht der Nachteil der Anwendung von Psychopharmaka als Parameter der Psychotherapie zu sehen, wie sie EISSLER 1953 (9) für die Psychoanalyse definierte (9).

DANCKWARDT hatte sich von vornherein auf eine Arbeit von BALINT et al. (2) über das "Wiederholungsrezept" bezogen, in der deutlich gemacht wurde, wie die Dauerverordnung eines Medikaments immer auch eine Diagnose darstelle, daß etwas in der

Arzt-Patient-Beziehung nicht in Ordnung sei und daß sich aus dieser Annahme neue therapeutische Möglichkeiten eröffneten. Dabei dürften zwei wichtige Faktoren nicht aus dem Auge verloren werden:

"Das eine ist, daß in einer eingefahrenen RepetentenSituation das Medikament zum Repräsentanten des Etwas geworden ist, das der Patient so dringend braucht. Es muß dabei respektiert werden und die Dauerverordnung kann ihm nicht einfach ersatzlos weggenommen werden.

Der zweite Faktor ist die Kollusion, die stillschweigende Abmachung zwischen Arzt und Patient, was darauf hinweist, daß es niemals der Patient allein ist, dem geholfen werden muß, sondern immer auch der Arzt."

DANCKWARDT kommt bei seiner Patientin zum Schluß, daß sie unter Beibehaltung einer Dauermedikation nicht in eine gemeinsame lebendige Realität und Auseinandersetzung hineinkomme. Das Psychopharmakon eigne sich gerade bei Psychotikern besonders für eine Kollusion im obigen Sinn. Das Medikament könne entsprechend den subjektiven Bedürfnissen des Patienten erlebt werden, es sei gefügiger als lebendige Objekte und verheiße weniger Enttäuschung, während die Distanzierung dem Schutz des idealisierten Objektes diene.

Der psychotische Kern bleibe im Medikament und später in der Wahnidee von Gott gebunden, wiewohl dadurch die übrigen gesunden Ich-Anteile wie auch die neurotischen Superstrukturen (das Rivalisieren mit dem Ehemann) für die sozialen Beziehungen wieder zur Verfügung stünden.

Zu einer grundlegenden Änderung könne man aber nur kommen, wenn es zu einer psychotherapeutischen und nicht durch die Benutzung des Parameters Medikament blokkierten direkten Auseinandersetzung um ihre Wünsche und Ängste käme, in der die introjektiven und projektiven Vorgänge bearbeitet werden müßten.

DANCKWARDT meint selbst, daß er in der hier dargestellten Weise das Psychopharmakon eher als ein Placebo begriffen hat. Ich denke, er hat damit überhaupt den wesentlichsten Beitrag zur Erforschung des Placebomechanismus geleistet.

DANCKWARDT selbst versteht aber in seiner Interpretation der Wirkung des Psychopharmakons diese ausdrücklich nicht als Placebowirkung, sondern als Ergebnis der biologischen Aktivität des Psychopharmakons, die vom Patienten sekundär verarbeitet würde. Es hänge von der Beziehung zum Arzt ab, ob die objektive psychotrope Wirkung des Medikamentes, auf welches der Affekt dem Arzt gegenüber verschoben würde, "gute" oder "böse" Bedeutung erlange.

DANCKWARDT nimmt an, daß die sedierend-antipsychotische Wirkung des Medikamentes zunächst nicht als solche, sondern "wertneutral", das heißt als (noch) "nicht-psychisch" verspürt werde. Er stellt sich vor, daß die primäre Präparatenwirkung anfangs ein vager, hirnorganischer Vorgang sei, der sich im Gegensatz zum Placebo durch einen "tatsächlich zentralnervösen Geschehenscharakter" auszeichne. Der Patient spüre, daß irgendetwas in ihm vorgehe. Der Psychotiker könne die Diskriminierung von inneren und äußeren Vorgängen aufgrund seines primärprozeßhaften Denkens und der Entdifferenzierung seiner Wahrnehmung nicht oder nicht ausreichend treffen.

Dieses Geschehen sei aber insofern nicht neutral, als die psychotrop wirksame Substanz in Hirnarealen wirke, in denen Regulationen von Erregung, Angst und psychotischen Produktionen abgewickelt werden. Der Patient spüre also doch etwas Differenziertes, etwa daß irgendetwas mit seiner Spannung vor sich gehe.

Diese beiden angenommenen Vorgänge - das zentralnervöse Geschehen an sich und das Geschehen zum Beispiel am Antrieb bildeten im Gegensatz zum Placebo einen realen, aber in seiner endgültigen "psychischen" Ausrichtung und Gefühls-"Wertung" noch vagen Kristallisationskern. Es sei vorstellbar, daß dieses Geschehen erst "psychisch" werde aufgrund des Umstandes, daß es in einer zwischenmenschlichen Orientierung stattfinde, und daß es als "gut" oder "schlecht" (also idealisiert oder entidealisiert) über die seelischen Mechanismen der psychotischen Identifizierung mit den vorauslaufend ja affektiv bedeutsamen Partialobjekten - mit der Erfahrung an einen idealisierten (vergöttlichten) oder an einen entidealisierten (verteufelten, vergeltenden) Objekt - endgültig "definiert", "bewertet" und "festgelegt" werde.

DANCKWARDT räumt ein, daß es sich in seinem Fallbeispiel um die Medikation in niedriger Dosierung (noch dazu von niedrig potenten Neuroleptika) handelte, meint aber unter Hinweis auf andere Erfahrungen und die Literatur, daß diese Interaktionen biologischer mit psychologischen Mechanismen auch bei hohen Dosen und bei sogenannten kernschizophrenen Patienten stattfänden.

IV.

Ich halte die Arbeiten von OSTOW und DANCKWARDT für die wesentlichsten in der von mir durchgesehenen Literatur zur Frage der Verordnung und Wirksamkeit von Psychopharmaka in der Psychiatrie bzw. Psychotherapie (abgesehen vom grundlegenden Beitrag BALINTs zum Thema der Arzt-Patient-Beziehung und der "Droge Arzt").

Vor dem Hintergrund meiner Erfahrungen als Arzt in einem psychiatrischen Landeskrankenhaus will ich zwei Aussagen DANCKWARDTs zum Anlaß weiterführender Überlegungen nehmen: Nämlich der Meinung, die Gabe des Medikamentes als Parameter sei unauflösbar bzw. stabilisiere nur die Kollusion und seine Interpretation der Interaktion von biologischer und psychologischer Wirkungsweise des Medikamentes.

DANCKWARDT hat selbst versucht, seine Interpretation dieser Interaktion von der Placebowirkung abzugrenzen und der spezifischen biologischen Wirkung der Medikamente, konkret der Neuroleptika Rechnung zu tragen. Ich denke, daß er dabei aber doch zuwenig zwischen allgemein sedierender und antipsychotischer Wirkung der Neuroleptika unterschieden hat und damit das Erleben dieser Wirkung zu sehr von der sekundären Bearbeitung aus der konkreten Arzt-Patient-Beziehung abhängig macht.

HIPPIUS (20) beschreibt den klinisch therapeutischen Effekt der Neuroleptika in Übereinstimmung mit den wesentlichsten Definitionen anderer Autoren als "dämpfende Wirkung auf psychomotorische Erregtheit, aggressives Verhalten, affektive Spannungen, psychotische Trugwahrnehmungen, psychotische Wahnideen, katatone Verhaltensstörungen und schizophrene Ich-Störungen" und zwar "in Dosierungen, die nicht zu einer Beeinträchtigung des Wachbewußtseins oder der Kritikfähigkeit führen".

OSTOW hatte diese Wirkungen von Neuroleptika triebpsychologisch als eine Verminderung psychischer bzw. libidinöser und aggressiver Triebenergien im Es aufgefaßt. Über die "Entleerung" pathologisch vermehrter Libido im Ich, der "Libidoplethora" mit Hilfe ataraktischer Substanzen werde die Intensität des pathogenen Konfliktes herabgesetzt und so die Ich-Kontrolle gestärkt und Ich-Funktionen verbessert.

DANCKWARDT (6) beschreibt ähnliche, Ich-psychologisch konzipierte Auffassungen von WINKELMAN, AZIMA und KUBIE, wonach Neuroleptika und Tranquilizer die Abwehr und Realitätsprüfung stärkten, durch die Aufgabe unreifer Abwehrmaßnahmen wie etwa des Splittings die Fähigkeit verbesserten, sich als ganze Person zu sehen oder durch Herabsetzung des zentralnervösen Aktiviertheitsgrades die Schwelle für eine Reaktion auf Stimuli und emotionale Veränderungen heraufgesetzt und die psychische Kontrolle gestärkt werde.

Diese trieb- und Ich-psychologischen Konzepte über psychische Effekte von Psychopharmaka lokalisieren diese in den Patienten, während objektpsychologische, wie das von DANCKWARDT die Wirksamkeit im Geschehen zwischen Patienten und Therapeuten (vor dem Hintergrund lebensgeschichtlich und aktuell bedeutsamer Beziehungen und Konflikte) zu verstehen suchen. Vereinfacht gesprochen: Nach dieser objektpsychologischen Betrachtungsweise stehen die Medikamente für die Bezugspersonen, die sie verabreichen.

Ich denke aber, daß Medikamente mit einer derart deutlichen spezifischen biologischen Wirkung nicht nur neutral wie ein Placebo Gelegenheit für eine sekundäre Definition im Patienten entsprechend der Arzt-Patient-Beziehung geben, sondern daß das Neuroleptikum die Definitionsbedingungen des Patienten bereits primär verändert. Der Arzt greift durch die Medikamenten-"Gabe" bereits in die Verarbeitungsmöglichkeiten des Patienten ein, reduziert regressive Verarbeitungsmuster, fördert "reifere" psychische Mechanismen. Der Arzt macht sich mit der Verordnung eines Neuroleptikums dem Patienten gegenüber als ein ganz bestimmtes Objekt deutlich, nämlich eines, das ein Mittel gibt, das

Nüchternheit herstellt, regressive Strebungen und Befriedigungen unterdrückt, von Gefühlen und Phantasien distanziert, diese reduziert.

Steht für DANCKWARDT das Medikament allgemein für das Objekt, so steht das Neuroleptikum für mich für das ernüchternde, wunschverweigernde, Realitätssinn einfordernde, deshalb in psychotischer Spaltungsübertragung oft als rein "böse" erlebte Objekt. Das Gegenteil wäre der Tranquilizer, dessen biologische Wirkung als illusionsfördernd und Wunscherfüllung aufgefaßt werden könnte, wobei der verordnende Arzt leicht in eine idealisierte "gute" Objektrolle gerät (oder geraten will).

Auch das Placebo hat solche wunscherfüllende Bedeutung ohne eigene biologische Wirksamkeit, aber der Arzt meint die Verordnung als wunscherfüllend, was, wie DANCKWARDT dargestellt hat, aufgrund der sekundären Bearbeitung des Patienten dementsprechend erlebt wird und dann auf das gleiche hinausläuft.

Ich halte dies für den spezifischen Mechanismus der Placebowirkung. Diese Bedeutung des Placebo als Droge der Wunscherfüllung läßt sich auch schön in der Geschichte des Begriffs zurückverfolgen. Wie PEPPER (25) und SHAPIRO (30) näher ausgeführt haben, stammt der Begriff Placebo von mittelalterlichen Totenmessen, in denen berufsmäßige, am aktuellen Todesfall unbeteiligte Sänger die Messe mit dem Psalmvers "Placebo domine in regione vivorum" einleiteten, also angesichts des Todes sich gefällig zeigten, die Illusion von Leben herzustellen.

Neuroleptika sind dem gegenüber Drogen der Wunschverweigerung, Desillusionierung, Ernüchterung.

V.

Faßte K. SCHNEIDER die Psychose noch als "unverständliches" und "uneinfühlbares" Geschehen auf, so lehrte die Psychoanalyse psychische Symptome und auch solche in der Psychose zu verstehen als etwas, was in der Lebensgeschichte und der aktuellen Situation des Patienten eine bestimmte Funktion erfüllt, daß durch sie dem Ich unerträgliche Bedrohungen - und sei es auf Kosten der Struktur des Ich's selber - abgewehrt werden können gleichzeitig aber mit ihnen auch eine Befriedigung von Triebansprüchen - allerdings auf einer regressiven Ebene - erreicht werden können. Psychotische Symptome schaffen also nicht selten intensive Befriedigungen, und wenn sie es nicht tun, so erfüllen sie zumindest die Funktion, eine noch unerträglicher als die Psychose scheinende Wirklichkeit auszublenden.

WULFF (33) interpretierte deshalb "Psychose als süchtiges Verhalten" und erklärte damit das Festhalten der Patienten am Symptom und die Widerstände gegen therapeutische Maßnahmen. Die biologisch-psychotrope Wirkung der Neuroleptika macht so auch den häufigen Widerstand der Patienten gegen diese Medikation verständlich, mehr noch als unangenehme Nebenwirkungen, die Patienten diese Mittel ablehnen lassen.

Dies paßt zu den Befunden, die VAN PUTTEN et al. (26) beim Vergleich einer Gruppe von Schizophrenen erhoben, die regelmäßig Medikamente einnahmen mit einer anderen, die die Medikamenteneinnahme verweigerten.

Als signifikante Gründe für die Medikamentenablehnung fanden sich weniger Faktoren, wie sie sonst bei schlechter Compliance eine Rolle spielen, wie Nebenwirkungen, soziale Kontrolle, Krankheitseinsicht oder die Einstellung des Arztes. Als entscheidend für die Ablehnung der Neuroleptikamedikation bei den Verweigerern fand sich deren Erfahrung des Wiederauftretens der Ich-syntonen Grandiosität. Der harte Kern dieser Neuroleptikaverweigerer zog in ihrem "wish to be crazy" die floride Psychose der durch die Neuroleptika hervorgerufenen relativen Normalität vor. Bei der Gruppe, die regelmäßig bereit war, Neuroleptika zu nehmen, überwogen demgegenüber die dysphorischen Affekte der Depression und Angst. Die Neuroleptikaverweigerer erinnern die Autoren an einen Theaterhelden, der den Psychiater, der ihn drängte, sich mit der Realität herumzuschlagen, antwortete: "Doktor, ich kämpfte vierzig Jahre lang mit der Realität und ich bin glücklich, festzustellen, daß ich mich letztlich gegen sie durchgesetzt habe."

Diese Dynamik ist wohl bei einer Reihe von fehlenden Erfolgen und Nebenwirkungen durchgeführter Neuroleptikatherapie (wie übrigens auch anderer Therapiemethoden) in Rechnung zu stellen, wie auch bei den depressiven und dysphorisch erlebten Zuständen im Verlaufe einer Psychose.

MÖLLER und VAN ZERSSEN (23) unterscheiden morbogene, psychoreaktive und therapiebedingte Ursachen für solche Zustände. Sie werden in der deutschsprachigen Psychiatrie zum Beispiel als "pharmakogene Depression" (19) oder als "postremissives Erschöpfungssyndrom" (18) gehandelt, in der angloamerikanischen Literatur spricht man etwa von "postpsychotic depression" oder "akinetic depression" (27). In der sozialpsychiatrischen Literatur finden sich ähnliche Beschreibungen als "postpsychotischer Rückzug" oder Zustände, die durch "Unter- oder Überstimulierung" des Patienten hervorgerufen werden (32).

BÖKER et al. (4) haben 1982 eine Untersuchung über das subjektive Erleben der Neuroleptikawirkung durchgeführt. Sie fanden, daß Patienten mit einer negativen Gesamttönung des subjektiven Erlebens der Neuroleptikawirkung weniger fähig waren, das psychotische Erlebnis in ihr Leben zu integrieren, und dazu neigten, diese Episode als sinnlos und äußerst belastend zu bewerten und aus dem Kontinuum ihrer Lebenserfahrung auszublenden.

Sie halten es bei dieser Gruppe mit dysphorischen Reaktionen auf Neuroleptika und ungünstigem Krankheitsverlauf "für denkbar, daß als Folge einer durch Neuroleptika hervorgerufenen Verbesserung der Realitätstestung bisher verleugnete reale Lebensumstände unvorbereitet und unerwartet als so belastend und ausweglos erlebt werden, daß es zu Gefühlen der Macht- und Hilflosigkeit und des Kontrollverlusts kommen kann. Hier würde also die therapeutisch an sich durchaus wünschenswerte Schwächung primitiver (psychotischer) Abwehrmechanismen zu massiven Interferenzen mit bisherigen Versuchen zur Realitätsbewältigung führen. Auf gleiche Weise könnten etwa durch das Bewußtwerden bisher nicht zugelassener aggressiver oder homosexueller Impulse Angst und Schuldgefühle auftreten. Wenn dadurch auch bisherige Lebensarrangements, die ebenfalls der Abwehr psychotischer Konflikte dienten, nicht mehr durchgehalten werden können, kann eine weitere psychotische Desintegration die Folge sein. Auch die an sich therapeutisch wünschenswerte Besserung von autistischem Verhalten und die Minderung sozialer Isolierung unter Neuroleptikamedikation könnten über eine partielle Reintegration der Persönlichkeit im zwischenmenschlichen Bereich zu neuen Konflikten mit aggressiven Ausbrüchen und langdauernden Regressionen führen. Durch die Möglichkeit größere Nähe zu erleben, können hier vor allem nahestehende Menschen plötzlich als fremd erlebt werden, und die Wahrnehmung des eigenen Unbeteiligtseins in der Beziehung dürfte eine zusätzliche Belastung darstellen."

Schließlich würden durch Neuroleptika auch periphere sensorische Funktionen verändert. "Dies könnte bei der charakteristischen Ich-Schwäche schizophrener Patienten deren Fähigkeit zur kontinuierlichen Selbsterfahrung und zur Kontrolle des Körperschemas so erschweren, daß es über Depersonalisationserscheinungen zu psychotischen Abwandlungen der veränderten Selbstwahrnehmungen kommt, zum Beispiel zu wahnhaften Ideen der Fremdbeeinflussung."

Es scheint also durchaus angemessen, die psychotrope Wirkung von Neuroleptika als tief in das Patientenerleben eingreifend aufzufassen und nicht wie DANCKWARDT nur von einer primär vagen, coenästhetischen und noch unbestimmten Wirkung auszugehen, die vom Patienten erst im Kontext der Arzt-Patient-Beziehung konkret sekundär definiert werde.

Zusammengefaßt erscheint es mir gerechtfertigt, Neuroleptika als Medikamente zu charakterisieren, die in therapeutischen Dosen bei psychotischen Patienten deren Wirklichkeitssinn im Sinn von FERENCZI (11) verbessern und zwar als biologische Wirkung, die sekundär in der jeweiligen therapeutischen Situation eine bestimmte Bedeutung für den Patienten gewinnt und ihn nötigt, sich mit den in der Psychose deutlich gewordenen Konflikten, einer neuen Wirklichkeit und neu erlebter Umgebung und Lebenssituation auseinanderzusetzen und dem allem standzuhalten - oder zu verweigern, sich zurückzuziehen und an wahnhafter Selbstbezogenheit festzuhalten.

VI.

Mit diesen Überlegungen zum therapeutischen Prozeß bin ich bei der zweiten Aussage DANCKWARDTs, die ich weiter verfolgen will.

DANCKWARDT versteht die Verwendung von Psychopharmaka im Rahmen einer psychoanalytischen Therapie als Parameter der Technik im Sinn von EISSLER (9), der damit eine andere als einsichtvermittelnde oder sinnstiftende Maßnahme in der Behandlung bezeichnete (etwa die Aufforderung, sich bei einer Phobie aktiv mit der Angst auseinanderzusetzen, oder Verbote, Ratschläge und eben Medikamente). Ein Parameter sollte nur eingesetzt werden, wenn sich die psychoanalytische Methode allein als nicht ausreichend erwiesen habe, er sollte das unbedingt notwendige Minimum nicht überschreiten und so beschaffen sein, daß sich seine Benutzung wieder erübrige.

DANCKWARDT meint nun, wenn man einen Behandlungsplan auf die Technik der Deutung hin konzipiere, könne eine notwendig gewordene und vom gleichen Therapeuten durchgeführte Behandlung mit Neuroleptika und/oder Tranquilizern eine Kollusion ergeben, wie sie BALINT beschrieben habe. In dieser könne das mit dem Medikament behandelte Problem gemeinsam nicht genügend verstanden werden, weil in diesem Problem das Medikament handelnd an die Stelle der Therapeut-Patient-Beziehung trete und ein Beziehungsaspekt nicht gedeutet werden könne, weil der Patient zwischen phantasierter Übertragung und realer Handlung nicht unterscheiden könne.

Als Psychiater, der sich um die Einordnung der medikamentösen Therapie in ein Gesamtbehandlungskonzept im komplexen Rahmen der psychiatrischen Institutionen bemüht, kann ich mich mit diesen scheinbar eindeutigen theoretischen Überlegungen für die relativ klar überschaubare psychoanalytische Situation nicht zufriedengeben, zum Teil stimme ich DANCKWARDT aber auch ausdrücklich nicht zu.

Gerade unter den schwer überschau- und schwer durchschaubaren therapeutischen Bedingungen in der Psychiatrie erscheint es mir notwendig, die Bedeutung der Medikamentenverordnung in der Gesamtbehandlung zu verstehen und diese so einzusetzen, daß sie nicht nur im oben erwähnten Sinn Kollusion fördern und Entwicklung blockieren.

Ich stimme DANCKWARDT nicht zu, wenn er meint, daß in jedem Fall mit der Verordnung eines Medikaments ein solcher Stillstand im therapeutischen Prozeß drohe. Es geht mir allerdings bei meinen Überlegungen auch nicht um ein so ideales Ziel wie die Beendigung einer Psychoanalyse, mir geht es bei diesen Überlegungen um die Verwendung von Psychopharmaka mit dem Ziel, den therapeutischen Prozeß immer weiter für Fortschritte auch noch offen zu halten.

Dabei spielen in der Psychiatrie noch viele andere "Parameter" eine große Rolle, die meist kombiniert eingesetzt werden, und wo Kollusion und Stillstand im therapeutischen

Prozeß weniger davon abhängen, ob Parameter eingesetzt werden, sondern wie, wann und wie kombiniert sie eingesetzt werden.

In der Psychiatrie ist der Arzt immer wieder im Behandlungsverlauf genötigt, intervenierend Stellung zu nehmen und zu handeln, oft genug Zwangsmaßnahmen zu ergreifen, aber sich auch in der Rehabilitation und oft langdauernden begleitenden Psychotherapie aktiv zu verhalten.

Es besteht hier eine therapeutische Situation, in der der Begriff der Abstinenz meiner Meinung nach beibehalten werden muß, aber nicht oberflächlich über ein passives Verhalten des Therapeuten definiert werden kann.

Ich denke, daß die Verordnung von Medikamenten keine Aufgabe von Abstinenz bedeuten muß, wie es auch DANCKWARDT unausgesprochen annimmt. Unter Hinweis auf seine Vorstellung, daß die pharmakologische Wirkung erst durch die Arzt-Patient-Beziehung "psychisch" werde und eine endgültige Wertung als "gut" oder "schlecht" erfahre, ist er der Meinung, daß dieser Mechanismus zu Irreversibilität der Medikamentengabe und -einnahme insofern beitrage, als Patienten mit psychotischen Erkrankungen ja dazu neigen, an einer "nur guten" Objektbeziehung festzuhalten.

Wie ich oben von DANCKWARDT abweichend ausgeführt habe, denke ich, daß die spezifische psychotrope Wirkung der Psychopharmaka stärker zu berücksichtigen wäre. Ich habe die Neuroleptika als Droge der Wunscherfüllung, Desillusionierung, Ernüchterung beschrieben. Ich denke, daß der Arzt und Therapeut, der dem Patienten ein Neuroleptikum verordnet, sich als Objekt in der therapeutischen Beziehung deutlich macht, das nicht nur schützende, gewährende und wunscherfüllende Aspekte hat, sondern auch herausfordernde, versagende, wunschverweigernde. Natürlich kann der Patient - gerade der psychotische - diese beiden Aspekte nicht oder nur schwer integrieren. Daß er das kann oder besser kann, ist das Ziel der Therapie und dazu braucht der Patient einen Therapeuten, der in jeweils notwendigem, ertragbaren und ausreichenden Ausmaß auch seine "böse" Seite in der Beziehung deutlichmachen kann, dies nicht vermeidet, sich nicht erspart, es aber auch nicht Not hat, diese im Übermaß in die Beziehung einzubringen.

Ich greife hier auf FREUDs "Formulierungen über die zwei Prinzipien des psychischen Geschehens" (12, 28) zurück, das Lust und das Realitätsprinzip, die ja auch der Forderung nach Abstinenz in der Psychoanalyse zugrunde liegen. Daß diese beiden Prinzipien sich in der frühkindlichen Konfliktszene mit den Eltern ausdrücken, hat FERENCZI (10) in Bezug auf die ödipale Konstellation und den Ödipusmythos dargestellt. Auf präödipaler Ebene kommen die beiden Prinzipien als die zwei erwähnten Aspekte des mütterlichen Objekts zum Ausdruck, die das sich konstituierende Ich zu integrieren lernen muß.

Gerade bei Patienten, die zur Spaltung dieser beiden Anteile neigen, scheint mir die vielfach geforderte Aufteilung von Pharmakotherapie und Psychotherapie auf zwei Therapeuten ein massiverer Parameter der Psychotherapie zu sein als die Verwendung des

Parameters Medikament durch einen einzigen Therapeuten; zu naheliegend scheint die Spaltung in "böses Medikament" und in "gute Psychotherapie" oder umgekehrt.

Der Arzt tritt dem Patienten mit der Verordnung eines Medikamentes mit spezifischer Wirkung und ganz besonders eines Neuroleptikums als Vertreter des Realitätsprinzips gegenüber, das Neuroleptikum gewinnt so nicht nur allgemeine symbolische Bedeutung für den verordnenden Arzt, sondern auch für das Realitätsprinzip, das dieser vertritt, dem dieser sich in der therapeutischen Abstinenz zu unterwerfen bereit ist. In dieser Haltung zeigt sich der Therapeut bereit, dem Patienten zu helfen, eine Reifung vom Lust- zum Realitätsprinzip durchzumachen.

Die Verordnung von Neuroleptika kann dabei in zweifacher Weise zur Reifung beitragen: Über die spezifische biologische Medikamentenwirkung und die Bedeutung einer "symbolischen Wunschverweigerung" (22), die das Medikament in der therapeutischen Beziehung gewinnt. Wenn die positiven Übertragungsgefühle und vertrauenfördernden realen Erfahrungen mit dem Therapeuten genügend Sicherheit, Selbstvertrauen, Mut und Lebensfreude geben, kann die Versagung der regressiven Bedürfnisse langsam und schrittweise zum Aufbau innerer Grenzen und Strukturen über Identifizierung mit dem Therapeuten führen.

Die Wirkung des Psychopharmakons wird so eine psychodynamische im Hinblick auf die Beziehung zwischen Patient und Therapeut, in der sich ein Konflikt wiederholt, der verinnerlicht pathogen wirksam geworden ist: Der ödipale Konflikt, beim Psychotiker auf dem Boden einer traumatischen präödipalen Entwicklung.

In der beschriebenen symbolischen Bedeutung und aufgrund seiner psychotropen Wirkung bleibt meiner Meinung nach das Neuroleptikum eine Chance dafür, daß ein Druck in Richtung auf Weiterentwicklung im therapeutischen Prozeß besteht bleibt neben dem zunehmenden Anreiz durch Befriedigungen, die aus einem realitätszugewandten Leben gezogen werden können.

Ist die therapeutische Beziehung in einer Kollusion chronifiziert, eingeordnet in die regressiven Beziehungsmuster des chronifizierten Patienten bzw. eine resignierte und konfliktvermeidende Haltung des Therapeuten, dann spielt das Medikament, auch das Neuroleptikum, allerdings nur mehr eine stabilisierende Rolle als Teilfaktor verschiedenster chronifizierender Mechanismen, helfend, den unstillbaren chronischen Mangel zu ertragen, wenn auch auf reduziertem Lebensniveau, auf dem ödipale Beziehungsmuster, die Begegnung mit dem nüchternen, abgegrenzten und realistischen Dritten vermieden werden, das Realitätsprinzip nicht ertragen wird, der Realität der wahnhafte Weltbezug vorgezogen wird.

VII.

Wenn ich Neuroleptika als Drogen der Wunschverweigerung bezeichnet habe und die Verordnung dieser Medikamente als symbolischen Ausdruck der Unterwerfung unter das Realitätsprinzip, so ist es natürlich notwendig, diese Vorstellungen der "symbolischen Wunscherfüllung" im Sinne von SECHEHAYE (29) gegenüber zu stellen.

SECHEHAYE fand bei ihrer Patientin Renée, daß die Wunscherfüllung in symbolischer Form, in quasi verhüllter und sie schützender Form innerhalb der Psychotherapie, notwendig war, bevor ihr reale Wunscherfüllungen möglich wurden.

SECHEHAYE schreibt: "Ich wußte, daß ein heftiger aussichtsloser Wunsch, hervorgerufen durch nicht akzeptierte Tatsachen, einen Wahn bewirken kann, der vier Zwecken dient: Er kompensiert den Schmerz und das Minderwertigkeitsgefühl, erleichtert die Wut und das Schuldgefühl."

Und weiter: "Renée konnte nicht gesund werden, denn zwischen den nicht akzeptierten Tatsachen und dem Wahn stand ein legitimer Wunsch, der, weil nie erfüllt, die Fixierung, die Aggressivität und das Schuldgefühl verursachte. Und das ganze Problem bestand nun darin, diesen Wunsch zu verwirklichen, damit er nicht durch den Verwirrtheitszustand kompensiert werden mußte und dem dynamischen Trieb ein normaler Abfluß gegeben werden konnte."

Nachdem es der Therapeutin gelungen war, sich der Ausdrucksweise ihrer Patientin, des Symbolischen ihres Denkens und ihrer Symptome zu bedienen, konnte sie schrittweise durch die symbolische Befriedigung der fundamentalen affektiven Bedürfnisse, die durch Nichtbefriedigung unaufhörlich wachgehalten und immer wieder frisch geweckt wurden, der Patientin helfen, die blind-psychotische Befriedigung durch die volle, einsichtige Befriedigung zu ersetzen.

Diese therapeutischen Überlegungen seien als Hintergrund in Erinnerung gerufen, um im Kontrast dazu deutlich zu machen, was die Verordnung von Neuroleptika bedeutet. Diese eignen sich aufgrund ihrer biologischen Wirkung als "Symbole der Wunschverweigerung", ohne daß die höchstindividuelle Symbolik die konkrete unbewußte Bedeutung für den jeweiligen Patienten in die psychiatrische Routinebehandlung einbezogen werden kann. Aber ob verstanden oder nicht, das Erleben der Versagung, Enttäuschung, Ernüchterung wird dem Patienten nur dann hilfreich sein, wenn es eingebettet ist in eine auch schützende, stützende, ermutigende und langsam wohl auch Einsicht vermittelnde therapeutische Beziehung, in der auch die negativen, aggressiven Gefühle schrittweise integriert werden können.

Die Affekte, die durch die Wunschverweigerung hervorgerufen werden, sind massiv, oft überflutend. Besser als eine theoretische Erörterung kann dies ein Brief ausdrücken, den eine Patientin vor zwei Monaten in den Beschwerdebriefkasten unserer Station geworfen hat, sich dabei wohl auf die Gesamtbehandlung, aber doch auch ausdrücklich auf die Medikamente mit Neuroleptika beziehend.

ICH HASSE EUCH
Ich hasse Euch,
weil Ihr mich nicht so leben läßt,
wie ich bin.
Ich möchte fröhlich sein.
Ich möchte lachen.
Ich möchte glücklich sein.
Ihr aber dämpft mich mit diesen
Scheißmedikamenten.
Ihr macht mich gleichgültig.
Ihr tötet meine Phantasie, meine Kreativität. Ich hasse Euch, Euch
alle, Ihr Ärzte, Ihr Pfleger.
Ihr habt ja KEINE AHNUNG.
Ihr seid ja ahnungslos.
Ihr seid verrückt, nicht ICH.
Ihr braucht einen Arzt. Ihr seid krank.
IHR KÖNNT EUCH NICHT
ANMASSEN ÜBER MEIN
LEBEN ZU BESTIMMEN.
ICH BIN GESUND.
ICH BIN NICHT ÜBERDREHT.
ICH WILL LEBEN -
VERDAMMT NOCH EINMAL!
V E R D A M M T

In diesen Zeilen kommen nicht nur die reaktiven heftigen Affekte zum Ausdruck, sie lassen auch die intensiven Affekte und Vorstellungen anklingen, die in der Psychose selbst hochkommen.

Dementsprechend heftig und massiv sind die Gegenmaßnahmen, die die Mitmenschen der Psychotiker, die Gesellschaft und die Psychiatrie dagegen ergreifen. Daß diese Reaktionen auf das Irrationale auch selbst immer von stark irrationalen Motiven getragen wurden, ist verständlich und zeigt der Blick auf die Geschichte der "therapeutischen" Maßnahmen in der Psychiatrie.

Bis ins vorige Jahrhundert waren diese vielfach kaum mehr als Bestrafung, Folter, Exorzismus, Ausmerzung. Im heurigen Jahrhundert entstanden in der Psychiatrie biologische Therapien mit der Leitidee, daß nur eine physische Krankheit eine Wirkung auf geistige Störung haben könne, und man entwickelte drastische Methoden, diese physischen Störungen zu bekämpfen.

So entstanden die Behandlung mittels Fieber, Comata, künstlich erzeugter Konvulsionen. Kurz vor seinem Tod, lange nach seiner Erfindung des Elektroschocks, forschte CERLETTI (7) noch nach den "acroagonines", Substanzen, die sich, wie man vermutete, in einem sterbenden Organismus bildeten, er wollte daraus Medikamente herstellen.

So muß man die Einführung der Neuroleptika und anderen Psychopharmaka tatsächlich als großen Fortschritt begrüßen, aber gerade auch dieser Hintergrund nötigt neben den massiven psychischen Eingriffen, ganz abgesehen von den Nebenwirkungen und somatischen Risiken zu einer gewissenhaften Praxis und zu einer sehr bewußten Analyse der Bedeutung dieser medikamentösen Therapie in Theorie und Praxis.

Die Psychiatrie kann es sich mit ihrer Geschichte nicht leisten, Warnungen und Kritik an ihren Behandlungsmethoden, und Neuroleptika stehen besonders im Mittelpunkt der Kritik, als irrelevant zu ignorieren, und muß sich damit differenziert auseinandersetzen. Ich erinnere nur an die Initiative der westdeutschen Grünen, Neuroleptika überhaupt verbieten zu lassen.

Eine selbstkritische Haltung ist notwendig, wenn eine solche eingreifende Therapieform verwendet wird. Man muß nicht die Gegenübertragungsanalyse so als zentrale Methode in den Verhaltenswissenschaften verstehen wie DEVEREUX (8), um eine sorgfältige Berücksichtigung dieser Gegenübertragung bei seiner klinischen Arbeit und in theoretischen Überlegungen für notwendig zu erachten und sich darum zu bemühen.

In diesem Zusammenhang wird der zentrale Punkt des Problems der Compliance deutlich: Es geht um eine widerstands- und aggressionsauslösende therapeutische Zumutung des Arztes an den Patienten. Non-Compliance seitens des Patienten ist Ausdruck des Widerstandes, Non-Compliance seitens des Arztes Vermeiden der Auseinandersetzung im therapeutischen Prozeß. GEISELMANN et al. haben am Beispiel der Tranquilizer, den Medikamenten, die ich den Neuroleptika als "wunscherfüllend" gegenübergestellt habe, zu diesen Überlegungen kürzlich viel Material beigetragen (15).

Die Neuroleptikaverordnung ist also eine in die Psyche des Patienten und in die therapeutische Beziehung zu ihm tief eingreifende Maßnahme. Sie kann nur dann positiv wirksam sein, wenn sie in eine therapeutische Beziehung integriert ist, in der sich der Patient angenommen, gemocht und geschützt fühlt, in der er die Erfahrung von Aufrichtigkeit und Verläßlichkeit erlebt, in der seine Äußerungen ernstgenommen und in der ihm ernstgemeinte Antworten gegeben werden, in der ihm Schritt für Schritt zur Seite gestanden wird, ohne daß ihm seine Schritte auf seinem Lebensweg abgenommen werden, in der ihm der Beistand seiner Therapeuten auch als kompetent professioneller Beistand deutlich gemacht und nicht verborgen wird.

In einer solchen therapeutischen Beziehung mit positiver Übertragung und Gegenübertragung wird es vielleicht auch möglich sein, das Neuroleptikum als Symbol des Therapeuten und seiner Seite, die die Erfüllung regressiver Wünsche im psychotischen Symptom und in der therapeutischen Beziehung versagt, nicht nur als "böse" zu erleben, sondern integrieren zu können mit der Erfahrung, daß ihm dadurch Entwicklungsschritte und Erweiterung realer Befriedigungen ermöglicht werden.

VIII.

Betrachten Sie bitte meine Überlegungen als Bausteine für eine therapeutische Konzeption in der Psychiatrie, in der die Therapie mit Neuroleptika wie mit anderen Psychopharmaka bewußt und entwicklungsfördernd einbezogen werden soll.

Psychiatrische Institutionen sind komplexe Gefüge, mit vielfältigen und verschieden flexiblen Strukturen, deren Komplexität aber nicht Grund dafür sein darf, daß man sich nicht um eine Klärung bemüht.

Ich versuche, die Psychiatrie als Institution mit ihren verschiedenen Betreuungs- und Behandlungsansätzen als komplexes psychotherapeutisches Setting zu begreifen, das bewußt zu planen und gestalten wäre. Ich spreche von psychotherapeutischem Setting, mich an der klassischen Einzelpsychotherapie bzw. der Gruppentherapie orientierend, solange sich kein besseres Modell anbietet, das viel komplexere Gefüge der psychiatrischen Institution und der Behandlung und Betreuung darin zu verstehen und zu gestalten.

Grundelement ist für mich die therapeutische Beziehung, die Beziehung von Patient mit dem wichtigsten Therapeuten, wie sie im "Modell Gugging" dem sogenannten "Sektorarzt" zugewiesen ist (21).

Meine Ausführungen sind ein Versuch, die Verordnung von Neuroleptika in einem solchen Behandlungsrahmen zu verstehen, sie zu integrieren und die theoretischen Annahmen der Behandlung zu vertiefen.

Literatur:

1. Balint, M. (1964): The doctor, his patient and the illness. Pitman Medical Publishing, London. Dt: Der Arzt, der Patient und seine Krankheit. Klett-Cotta, Stuttgart 1980
2. Balint, M., Hunt, J., Joyce, D.,, Marinker, M., Woodcock, J., (1970): Treatment or diagnosis. A study of repeat prescriptions in general practice. Tavistock Publications, London. Dt: Das Wiederholungsrezept - Behandlung oder Diagnose. Klett, Stuttgart 1975

3. Bente, D., (1958): Psychodynamische Aspekte der neuroleptischen Behandlungsverfahren. Z Psychoth Med Psych 8: 127-132
4. Böker, W., Brenner, HD., Alberti, L. (1982): Untersuchung subjektiver Neuroleptikawirkung bei Schizophrenen. Therapie 32: 3411-3421
5. Danckwardt, JF. (1978): Zur Interaktion von Psychotherapie und Psychopharmakatherapie. Psyche 32: 111-154
6. Danckwardt, JF. (1979): Anmerkungen zur Indikation und Kontraindikation für die gleichzeitige Anwendung von psychoanalytischer Psychotherapie und Psychopharmakatherapie. Psyche 33: 528-544
7. Deniker, P. (1988): Die Geschichte der Neuroleptika. In: Linde OK (Hrsg) Pharmakotherapie im Wandel der Zeit. Tilia, Klingenmünster
8. Devereux, G. (1967): From anxiety to method in the behavioral sciences. Dt: Angst und Methode in den Verhaltenswissenschaften. Suhrkamp, Frankfurt/Main 1984
9. Eissler, KR. (1953): The effect of the structure of the ego on psychoanalytic technique. J Amer Psychoanal Ass 1: 104-143
10. Ferenczi, S. (1912): Symbolische Darstellung des Lust- und Realitätsprinzips im Ödipus-Mythos. In: Psyche 26: 520529 (1972)
11. Ferenczi, S. (1913): Entwicklungsstufen des Wirklichkeitssinnes. In: Ferenczi S (1982) Schriften zur Psychoanalyse. Fischer, Frankfurt/Main
12. Freud, S. (1911a): Formulierungen über zwei Prinzipien des psychischen Geschehens. Ges Werke VIII, Fischer, Frankfurt/Main
13. Freud, S. (1911b): Psychoanalytische Bemerkungen über einen autobiographisch beschriebenen Fall von Paranoia. In: Ges Werke VIII, Fischer, Frankfurt/Main
14. Freud, S. (1917): Trauer und Melancholie. In: Ges Werke X, Fischer, Frankfurt/Main
15. Geiselmann, B., Linden, M., Sachs-Ericson, N. (1989): Benzodiazepin prescriptions and therapist non-compliance. Eur Arch Psychiatr Neurol Sci 239: 180-187
16. Haase, HJ. (1963): Möglichkeiten und Grenzen der Pharmakotherapie mit Tranquilizern und Neuroleptika. Dt: Med Wochenschr 88: 505-514
17. Hau, TF. (1958/59): Zur psychodynamischen Einordnung der Promazinwirkung. Psychosomat Med 5: 258-264
18. Heinrich, K. (1967): Zur Bedeutung des postremissiven Erschöpfungs-Syndroms für die Rehabilitation Schizophrener. Nervenarzt 38: 487-491
19. Helmchen, H., Hippius, H. (1967): Depressive Syndrome im Verlauf neuroleptischer Therapie. Nervenarzt 38: 455-458
20. Hippius, H. (1973): Neuroleptika. In: Müller C (Hrsg) Lexikon der Psychiatrie. Springer, Berlin Heidelberg New York
21. Marksteiner, A., Danzinger, R. (Hrsg) (1985): Gugging. Versuch einer Psychiatriereform. AVM-Verlag, Salzburg

22. Meißel, T. (1989): Psychological effects of psychopharmaca. Vortrag auf dem 29. Internationalen Gerald-Grinschgl-Symposium Pula
23. Möller, HJ., Zerssen, D von. (1981): Depressive Symptomatik bei Aufnahme und Entlassung stationär behandelter schizophrener Patienten. Nervenarzt 52: 525-530.
24. Ostow, M. (1962): Drugs in psychoanalysis and psychotherapy Basic books, New York. Dt: Psychopharmaka in der Psychotherapie. Klett, Stuttgart 1966
25. Pepper, OH. (1945): A note on the placebo. Am J Pharm 117: 409-412
26. Putten, T van., Crumpton, E., Yale, C. (1976): Drug refusal in schizophrenia and the wish to bei crazy. Arch Gen Psychiatry 33: 1443-1446
27. Rifkin, A., Siris, SG. (1986): Zum heutigen Erkenntnisstand der Problematik: Depression bei der Schizophrenie. In: Hinterhuber H, Schubert H, Kulhanek F (Hrsg) Seiteneffekte und Störwirkungen der Psychopharmaka. Schattauer, Stuttgart-New York
28. Schüle, N. (1981): Theorie des schizophrenen Verlaufs - Ich-Psychologie oder Triebpsychologie? Vortrag im Institut für Psychoanalyse und Psychotherapie Gießen am 22.11.1981
29. Sechehaye, MA .(1955): Die symbolische Wunscherfüllung. Huber, Bern
30. Shapiro, AK. (1960): A contribution to a history of the placebo effect. Behav Sci 5: 109-135
31. Uhlenhuth, EH., Lipman, RS., Covi, L. (1969): Combined pharmakotherapy. J Nerv Ment Dis 148: 52-64
32. Wing, JK. (1978): Reasoning about madness. Oxford University Press, Oxford. Dt: Sozialpsychatrie. Springer, Berlin Heidelberg New York 1982
33. Wulff, E. (1971): Psychose als süchtiges Verhalten. In: Psychiatrie und Klassengesellschaft. Athenäum, Frankfurt/Main 1972
34. Zauner, J. (1974): Psychopharmaca und klinische Psychotherapie. Z Psychosomat Med 20: 138-147

Compliance - Ein Aspekt der Arzt-Patient-Beziehung
Compliance - an aspect of doctor-patient-relationship?

U. Meise und V. Günther

1. Einleitung

Compliance bzw. Non-Compliance ist ein Aspekt der Patientenbetreuung, der in den letzten 15 Jahren vor allem in der allgemeinmedizinischen und psychologischen Fachliteratur vermehrt Berücksichtigung gefunden hat. Die erste Publikation, die sich ausführlicher mit Problemen der Compliance befaßt, stammt aus dem Jahre 1943, obwohl schon Hippokrates die Bedeutsamkeit der Kooperation des Patienten für einen guten Behandlungserfolg erkannt haben dürfte. Er soll den Rat gegeben haben, "auf mögliche Fehler und Lügen des Patienten bei der Befolgung der verordneten Maßnahmen zu achten".

Der sich im deutschen Sprachgebrauch eingebürgerte Begriff der Compliance bedeutet wörtlich übersetzt "Willfährigkeit, Unterwürfigkeit, Einwilligung, Erfüllung". In dieser Übersetzung spiegelt sich ein Modell der Arzt-Patient-Beziehung wider, das dem Patienten eine passive Rolle zuordnet und Non-Compliance als ein Fehlverhalten des Patienten bewertet. Da jedoch jegliche Maßnahmen im Bereich der Gesundheits- und Krankheitsversorgung ein komplexes Zusammenspiel von Arzt und Patient voraussetzen, wäre es weit adäquater, den Compliancebegriff durch den Begriff "Kooperation" zu ersetzen [6]. Linden [13, 14] geht in seiner Kritik noch weiter, er möchte unter Compliance den Grad der "Therapieoptimierung" verstanden wissen. Außerdem bemängelt er die sehr gebräuchliche einseitige Beurteilung der Compliance des Patienten durch den Arzt, während die Sichtweise des Patienten bezüglich seines Compliance-Verhaltens kaum Berücksichtigung findet.

Die bisherigen Ergebnisse der Compliance-Forschung lassen zusammengefaßt folgende Schlüsse zu:

Non-Compliance ist ein zentrales Problem im Bereich der medizinischen Versorgung, und seine Bedeutung ist im ärztlichen Denken zumeist noch ungenügend verankert. So überschätzen Ärzte die Anzahl kooperativer Patienten deutlich, und Therapieversagen bzw. Therapieresistenz werden allzu schnell auf ein ineffizientes Behandlungsverfahren zurückgeführt. Der Einsatz unnötiger, vor allem invasiver und kostenspieliger diagnostischer und therapeutischer Maßnahmen ist die Folge. Ärzte überschätzen auch die Anzahl der kooperativen Patienten, wobei Untersuchungen darauf hinweisen, daß Voraussagen darüber, welche Patienten gut kooperieren oder nicht, den Prinzipien des Zufalls entsprechen.

Die Gründe für diese mangelhaften Voraussagen liegen darin, daß es sich bei der Compliance um kein einheitliches und ein sehr veränderliches Phänomen handelt. So tritt schlechte Kooperation im Rahmen aller therapeutischer Verfahren auf und kann auf die vielfältigsten Faktoren zurückgeführt werden.

Als gesichert gilt, daß sich ca. 1/3 aller in medizinischer Versorgung befindlicher Patienten nicht an die ärztlichen Verordnungen hält. Bei Langzeitbehandlungen muß sogar damit gerechnet werden, daß etwa 50 % der Patienten die Empfehlungen und Verschreibungen nicht sachgemäß befolgen.

2. Einflußfaktoren auf das Kooperationsverhalten

Ausgehend von einer einseitigen Therapeutenperspektive wurden Gründe für die Compliance bzw. Non-Compliance vor allem im sozialen Milieu des Patienten gesucht oder bestimmten Merkmalen des Patienten selbst zugesprochen.

2.1 Unter den Merkmalen des Patienten wurden vor allem die demographischen Variablen, die Persönlichkeitsstruktur und die Krankheitscharakteristika einbezogen.

Die Untersuchung der demographischen Daten lieferte jedoch keine schlüssigen Ergebnisse. Lediglich Kinder, die oft einen Widerwillen gegen Medikamente entwickeln und Alterspatienten mit psychoorganischen Syndromen schneiden in der Kooperation schlechter ab.

Auch konnten entgegen einer weit verbreiteten Ansicht keine regelhaften Zusammenhänge zwischen Kooperation und Persönlichkeitsstruktur gefunden werden. Die Persönlichkeitsstruktur kann sich jedoch direkt über das "Gesundheits- bzw. Krankheitsmodell" des Patienten und den damit in Verbindung stehenden Motiven zur Krankheitsbewältigung ausdrücken [6]. So zeigen z.B. die sog. "risk-taking-persons", also Patienten, die eher dazu bereit sind auch bezüglich ihrer Gesundheit Risken einzugehen, eine schlechtere Mitarbeitsbereitschaft.

Wenn auch die Krankheitscharakteristika insgesamt als eher unbedeutend für die Compliance anzusehen sind, so scheinen psychiatrische Patienten die Gruppe darzustellen, die in der Kooperation als sehr schwierig gilt. Besonders Patienten aus dem schizophrenen Formenkreis, Wahnerkrankungen, Persönlichkeitsstörungen und Demenzen neigen zu geringem Compliance-Verhalten. Gerade jedoch bei diesen Patientengruppen fallen wiederum mehrere Faktoren, die an und für sich zu schlechter Kooperation disponieren, zusammen. Neben den psychopathologischen Charakteristika, die sehr oft mit dem Verlust von Selbstkontrollmechanismen verbunden sind, sind es meist Patienten, die sich einer Langzeittherapie unterziehen müssen und die die negativen Begleiteffekte durch eine medikamentöse Therapie akzeptieren sollten. Diese Patientengruppe ist es auch, auf die Aspekte des Milieus in besonderer Weise einwirken.

2.2 Unter den Milieuaspekten wird einerseits der Einfluß der öffentlichen Meinung, andererseits der Einfluß des familiären Milieus verstanden. Gerade bei psychisch Erkrankten sind Stigmatisierungstendenzen und ablehnende Haltung gegenüber den gängigen therapeutischen Interventionen wie Psychopharmaka, für die schlechte Kooperation besonders maßgeblich. Eine negative Einstellung der Familie dem therapeutischen Regime gegenüber, kann die Kooperation vollständig untermauern. Unterstützen die Bezugspersonen hingegen die Einhaltung des Therapieprogramms, so sind die Gefahren einer Non-Compliance relativ gering.

Dies setzt jedoch voraus, daß der Informationsstand der Angehörigen Krankheit und Krankheitsverlauf sowie das Rationale der Therapie betreffend möglichst hoch sein muß. Sogenannte psychoedukative Verfahren wie strukturierte Aufklärungsprogramme in Gruppen können hier eine wertvolle Hilfe leisten [2]. Unter dem Milieuaspekt kann auch der Einfluß des therapeutischen Umfeldes auf das ComplianceVerhalten des Patienten subsumiert werden. So wirken sich allzu lange Wartezeiten in überlaufenen Ambulanzen gerade bei Langzeitpatienten besonders ungünstig aus [11].

Neben den Milieuaspekten und den Patientenmerkmalen rücken die Charakteristika der Therapie und die Merkmale des Behandlers immer mehr ins Zentrum der neuen Compliance-Literatur. Vor allem die durch den Therapeuten wesentlich gestörte Kommunikation und die Art und Form, wie er dem Patienten das therapeutische Procedere mitteilt und erklärt, sind maßgebliche Determinanten für die Kommunikation und die Kooperation des Patienten.

Abbildung 1 stellt schematisch die möglichen Einflußfaktoren auf das Compliance-Verhalten dar. Dabei können die einzelnen Faktoren nicht getrennt werden, sie greifen ineinander und bedingen sich gegenseitig. In der Folge sollen Aspekte der Therapie und die Arzt-Patient-Beziehung gesondert behandelt werden.

3. Einflüsse der Therapie auf die Kooperation des Patienten

Auf Einflüsse der medikamentösen Therapie weist Kane in seiner Übersichtsarbeit [8] bei einer Gruppe von Patienten hin, die bekanntermaßen schwierig in enger Kooperation sind. Ein Drittel von schizophrenen Patienten, die sich in neuroleptischen Therapiestudien befinden - es handelt sich dabei um ein von vornherein selegiertes Klientel -, muß innerhalb eines Jahres als Non-Complier eingestuft werden. Unter Routinebehandlung erleiden nach Gaebel und Pietzcker [3] 50 - 60 % der schizophrenen Patienten im ersten Jahr ihrer Erkrankung ein Rezidiv, bei 70 - 80 % der stationär aufgenommenen schizophrenen Patienten handelt es sich darüberhinaus um Wiederaufnahmen. Die rezidivverhütende Wirksamkeit einer neuroleptischen Therapie ist mittlerweile wissenschaftlich bewiesen, innerhalb eines Jahres erleiden unter Neuroleptika-Gabe 10 - 20 % der Patienten, unter Placebo ca. 80 % der Patienten ein Rezidiv. Aufgrund ihrer ungenügenden Kooperation werden 50 - 60 % schizophrener Patienten mit einer neuroleptischen Rezidiv-Therapie behandelt, was allgemein zu wenig Beachtung findet. Gelingt es uns, die Compliance-Rate von 40 % auf 80 % zu steigern, so könnte die Rezidiv-Rate von ca. 60 % auf 30 % gesenkt werden (Abbildung 2). [15]. Gerade bei Langzeittherapien mit Neuroleptika ist neben der leider allzu häufig vernachlässigten patienten- und familienzentrierten Information auch die Art des Therapieplanes und die Begleiteffekte der Therapie für die Kooperation ausschlaggebend. Ein komplexer Therapieplan wird schlechter befolgt als ein einfacher, der dem Patienten einsichtig ist. Nach Hulka [7] liegt die Fehlerhäufigkeit bei der Einnahme von einem Medikament bei ca. 15 %, werden 2 Medikamente gleichzeitig verabreicht, bei 25 %. Die Fehlerhäufigkeit bei der Medikamenteneinnahme steigt auf über 40 % an, wenn 3 oder mehrere Medikamente verschrieben werden. Gatley [4] spricht von einer Verdoppelung der Non-Compliance, wenn die Zahl der Tabletten von 1 auf 4 gesteigert wird. Darüberhinaus muß der Einnahmemodus an die Lebensverhältnisse des Patienten angepaßt sein.

Bezüglich der Auswirkungen unerwünschter Begleiteffekte eines Medikamentes sind die Hinweise in der Literatur kontrovers. Wir glauben jedoch, daß Neuroleptika-induzierte Nebenwirkungen einen Störfaktor darstellen. Van Putten [16] beobachtete z.B., daß 46 % seiner Patienten die antipsychotisch wirksame Medikation aufgrund von Nebenwirkungen insbesondere dem Auftreten einer Akathisie - absetzen. Akathisien sind im übrigen Begleiteffekte, die oft erst zu spät erkannt oder überhaupt verkannt werden. Insgesamt scheinen eher ausgewählte Nebenwirkungen wie Sedierung, Gewichtszunahme, Sexualstörungen und andere - die soziale Rolle des Patienten störende - Nebenerscheinungen einen negativen Einfluß auf die Kooperation des Patienten zu haben.

4. Die Arzt-Patient-Beziehung

Aus systemischer Sicht sind das Verhalten von Arzt und Patient, sowie das Verhalten ihres Umfeldes dafür verantwortlich, wie sich die zwischenmenschliche Beziehung und mit ihr die Abklärung und Behandlung einer Krankheit gestalten wird. Abgesehen von Erwartungshaltungen, die sowohl der Arzt als auch der Patient in das "therapeutische setting" mitbringen, sind es 4 Dimensionen oder Denkebenen, die den Interaktionsprozeß bestimmen (Abb. 3 [6]).

Auf der Sachebene wird der Experte versuchen, aufgrund von Krankheitssymptomen und Krankheitscharakteristika zu einer Diagnose zu gelangen. Neben den objektivierbaren Krankheitszeichen wie z.B. Blutbildveränderungen, ist der Arzt auf die Schilderung der subjektiven Empfindungen des Patienten (Angst, Schmerz ...) angewiesen [6].

Eine genaue Krankheitsanalyse verlangt in der Folge eine starke Kooperation zwischen Arzt und Patient, da weitere Maßnahmen zur diagnostischen Abklärung gesetzt werden müssen und der Therapieplan erstellt werden soll.

Dieser etwas schematisch beschriebene Vorgang ist jedoch in die Beziehung zwischen beiden Kommunikationspartnern eingebettet. Eine Beziehungsstörung kann sich somit auf die einzelnen vorausgegangenen Ebenen und das Gesamtergebnis erheblich auswirken, was in eine unklare Diagnosestellung oder sogar einen Therapieabbruch münden kann. Für die Optimierung der Arzt-Patient-Beziehung ist also die Verständigung von Bedeutung. Der Patient muß sich ausreichend mitteilen können, wodurch er dem Behandler ermöglicht, ein ganzheitliches Verständnis der Erkrankung zu gewinnen. Von ärztlicher Seite sollen Informationen an den Patienten so weitergegeben werden, daß für diesen eine weitere Kooperation möglich ist. Der Arzt muß also fähig sein, verbal und non-verbal Beziehungsinhalte zu vermitteln; eine ausreichende Kontaktzeit und das Erfassen und Akzeptieren des Krankheitsmodells des Patienten sind dafür wesentliche Voraussetzungen.

Daß diese elementaren Bedingungen für eine tragfähige Arzt-Patient-Beziehung oft völlig übersehen werden, zeigt eine Unzahl von Studien zu diesem Thema. So weist Ahrens [1] nach, daß, abgesehen vom unterschiedlichen Zeitaufwand für einen Erstkontakt und für Langzeittherapien, für das diagnosebezogene Gespräch durchschnittlich 4 Minuten zur Verfügung stehen. Davon verbraucht der Patient für sich lediglich 1/3 der Zeit, 2/3 benötigt der Arzt für die Informationen, die er an den Patienten weitergibt.

Auch wird die Information oft in einer für den Patienten unverständlichen Sprachform vermittelt, sie ist dem Bildungsniveau des Patienten kaum angepaßt, für den Patienten oft diffus und ungenau. Nach Ley und Spelman [12] können sich Patienten bereits 5 Minuten nach einem Arztbesuch nur mehr an die Hälfte der dabei besprochenen Themen erinnern, wobei vor allem Aspekte der Behandlung vergessen werden. Nach 20 Minuten können 40 % der Patienten die besprochenen Behandlungsmaßnahmen nicht mehr reproduzieren, wobei 60 % der Patienten die Anordnung des Behandlers überhaupt nicht richtig verstehen [11]. Daß durch intensive Beratung die Kooperation des Patienten von 42 % auf 68 % gesteigert werden kann, zeigt sich in einer Untersuchung von Mc Donald [15]. Die genaue Aufklärung dürfte für diese Prozentsteigerung am ausschlaggebendsten sein und sollte sich vor allem auf Aspekte der Krankheit, Ätiologie, Prognose und Therapie beziehen. Sind dem Patienten weder Haupt- noch Nebenwirkungen sowie der Name der ihnen verschriebenen Medikamente bekannt, nehmen die Fehler bei der Medikamenteneinnahme zu. Eine Untersuchung von Geller [5] in einer amerikanischen Nervenklinik zeigt, daß lediglich ca. 10 % der Patienten in ausreichender Weise informiert sind. Werden teilinformierte Patienten und Oligophrene nicht in die Berechnung eingeschlossen, sind ca. 60 % der Patienten bezüglich der medikamentösen Therapie völlig unwissend.

Sicherlich steht die geringe Kooperation der Patienten auch in Zusammenhang mit der gebräuchlichen Gesprächsführung. In diesem Kontext muß die Rolle des Krankheitskonzepts des Patienten erwähnt werden, dessen Einfluß jedoch wissenschaftlich noch nicht nennenswert berücksichtigt wird. Abgesehen davon, daß es für ein und dasselbe Krankheitsbild unterschiedliche professionelle Krankheitskonzepte geben kann - dies gilt gerade für psychiatrische Erkrankungen - unterscheidet sich das Krankheitskonzept des Patienten oft wesentlich von dem des Behandlers. Von professioneller Seite wird vom Patienten ein Umdenk- bzw. Umlernprozeß verlangt, er soll sich an die wissenschaftliche Sichtweise des Arztes gewöhnen, was viele Patienten deutlich überfordert. Weit wichtiger wäre es, wenn der Therapeut primär auf das Krankheitskonzept des Patienten einginge und es mitberücksichtigt [13].

Darüberhinaus sind Patienten während einer Therapie einer Vielzahl von anderen Meinungseinflüssen ausgesetzt und gezwungen, ununterbrochen ihr "health-belief-Modell" zu korrigieren, zu ändern oder zu verteidigen.

Wie aus Abb. 3 ersichtlich, muß noch einmal betont werden, daß die Sachebene in eine ausgewogene, emotionale Beziehung, eingebettet sein muß. Dort, wo emotionale Spannungen der zwischenmenschlichen Beziehung im Wege stehen, ist die Kooperation des Patienten deutlich schlechter. In diesem Zusammenhang seien kurz auch gestörte Beziehungsmuster zwischen Arzt und Patient erwähnt, wie z.B. die Kollusion nach Willi [17]. Dabei geben sich Arzt und Patient einer gemeinsamen Illusion hin, es handelt sich also um ein uneingestandenes gegenseitiges verschleiertes Zusammenspiel von beiden Partnern. Besonders häufig in helfenden Berufen ist die sogenannte Helferkollusion zu beobachten. Ein gemeinsamer unbewußter Konflikt, der aus Trennungs- und Verselbständigungsängsten besteht, wird gegenseitig verleugnet und in der Folge die Aufgaben in einen regressiven und progressiven Part aufgeteilt.

Auch die drei Teufel von Kanfer [9], die den Therapeuten "befallen können", sollen nicht unerwähnt bleiben: es sind dies "Macht", "Voyeurismus" und "Selbstheilung". Unbewußte Machtansprüche, voyeuristische Tendenzen und das Bedürfnis, über den Umgang mit Patienten zur eigenen Problemlösung zu kommen, sind also die Arzt-Patienten-Beziehung gefährdende Einflüsse, die letztendlich jegliches therapeutisches Ziel untermauern.

Zusammenfassend zeigt sich, daß die fehlende Kooperation von Patienten zwar gut dokumentiert, jedoch als Phänomen oft wenig verstanden wird. Positive Veränderungen können in diesem Bereich nur dadurch entstehen, daß auch die Behandler zu einer sehr hohen Compliance bereit sind. Sie müssen willens sein, sich den neuesten Behandlungsstandard anzueignen, Polypragmasien etc. zu vermeiden, sich die notwendigen psychologischen Grundkenntnisse zu erarbeiten und sich selbst im Umgang mit dem Patienten kennenzulernen. Dies setzt Selbstreflexion und Selbsterfahrung voraus. Die ausreichende Information, eingebettet in eine tragfähige emotionale Beziehung unter Rücksichtnahme auf das Krankheitsmodell des Patienten, ein adäquater Therapieplan sowie psychosoziale Interventionen und Verhaltensstrategien sind weitere unabdingbare Voraussetzung für eine, für beide Kommunikationspartner befriedigende, Kooperation.

Zusammenfassung:

Compliance bzw. Non-Compliance ist ein Aspekt der Patientenbetreuung, der so alt ist wie die Medizin selbst. Erst in den letzten 15 Jahren jedoch wurden die Einflußfaktoren auf dieses wichtige Phänomen näher untersucht, wobei meist von einer einseitigen Therapeuten-Perspektive ausgegangen wurde. Die vorliegende Arbeit stellt einen Versuch dar, eine breitere Sichtweise dieses Problems zu vermitteln, wobei der Kommunikationsaspekt zwischen Arzt und Patient besonders betont wird, da er eine zentrale Rolle in der Arzt-Patient-Kooperation einnimmt.

Literatur

1. Ahrens, S.: Interaktionsmuster der ambulanten Arzt-Patient-Beziehung in der Allgemeinpraxis. In: J. Siegrist, A. Hendel-Kramer (Hrsg.): Wege zum Arzt. München: Urban & Schwarzenberg 1979
2. Fiedler, P., Niedermeier, Th., Mundt, Ch.: Gruppenarbeit mit Angehörigen schizophrener Patienten. Weinheim: Psychologie Verlags Union 1986
3. Gaebel, W., Pietzcker, A.: One-year outcome of schizophrenic patients - the interaction of chronicity and neuroleptic treatment. Pharmacopsychiat. 18, 235 (1985)

4. Gatlev, M.S.: To be taken as directed. Journal Royal College of General Practitioners 16, 39 (1967)
5. Geller, J.L.: State hospital patients and their medication - do they know what they take? American Journal of Psychiatry 139, 611 (1982)
6. Heim, E.: Die Arzt-Patient-Beziehung. In: E. Heim, J. Willi: Psychosoziale Medizin. Klinik und Praxis, Bd. 2. Berlin: Springer-Verlag, 444, 1986
7. Hulka, P., Cassel, J., Cooper, L., Burdette, J.: Communication, compliance and condordance between physicisans and patients with prescribed medications. Am. J. Publ. Health 66, 847 (1976)
8. Kane, J.M.: Compliance issues in outpatient treatment. Journal of Clinical Psychopharmacology 5, 3 (Suppl.), 25 (1985)
9. Kanfer, F., Schefft, B.K.: Guiding the process of therapeutic change. Champaign, Illinois: Research Press, 359, 1988
10. Koltun, A., Stone, B.A., Stone, G.C.: Past and current trends in patient noncompliance research: focus on diseases, regimens-programs, and provider-disciplines. The Journal of Compliance in Health Care, 1, 21, (1986)
11. Ley, P.: Patient compliance - a psychologist's viewpoint. Prescriber's Journal, 17, 15 (1977)
12. Ley, P., Spelman, M.S.: Communication in an outpatient setting. British Journal of Social and Clinical Psychology, 4, 114 (1965)
13. Linden, M.: Therapeutische Ansätze zur Verbesserung von "Compliance". Nervenarzt, 50, 109 (1979)
14. Linden, M.: Negative vs. positive Therapieerwartungen und Compliance vs. Non-Compliance. Psychiatrische Praxis, 14, 132 (1987)
15. McDonald, E.T., McDonald, J.B., Phoenix, M.: Improving drug compliance after hospital discharge. British Medical Journal, 8, 618 (1977)
16. Van Putten, T.: Why do schizophrenic patients refuse to take their drugs? Archives of General Psychiatry, 31, 67 (1974)
17. Willi, J.: Therapie der Zweierbeziehung. Rowohlt, Reinbeck 1975

Ausführliche Literatur zum Problem der Compliance findet sich in den folgenden Büchern:

DiMatteo, M.R., DiNicola, D.D.: Achieving patient compliance. New York: Pergamon Press 1982

Haynes, R.B., Taylor, D.W., Sackett, D.L.: Compliance Handbuch. München: Verlag für Angewandte Wissenschaften 1986

Phillips, E.L.: Patient Compliance. Toronto: Hans Huber Publishers 1988

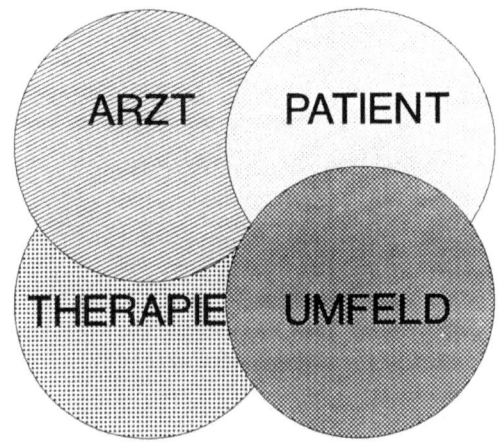

Abb. 1: Faktoren, die das Complianceverhalten bedingen

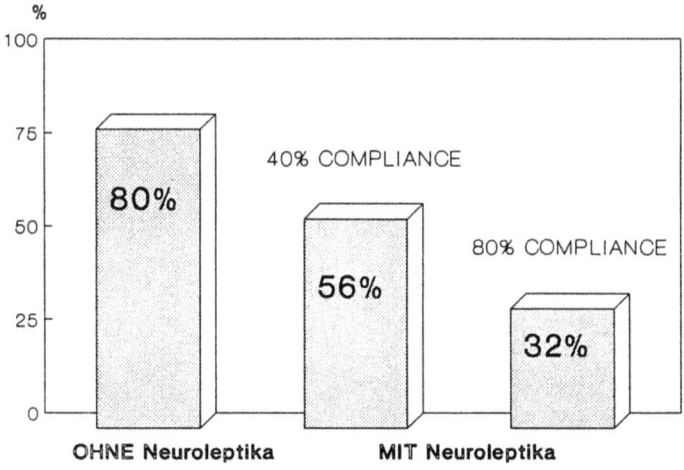

Abb. 2: Rezidivrate schizophrener Patienten nach einem Jahr - Modellrechnung, (Kissling, 1989)

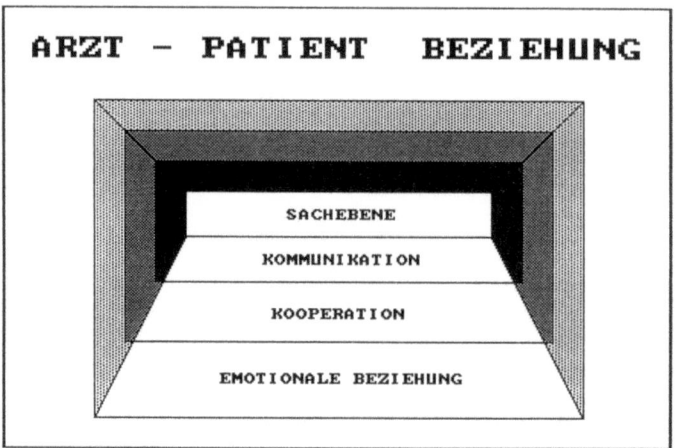

Abb. 3: Interaktionsprozeß zwischen Arzt und Patient

Depressive Verstimmung und Persönlichkeit, depressives Verhalten
Eine Fallstudie zur Interaktion von Psychopharmaka und existenzanalytischer Psychotherapie

A. Längle

Anthropologisch-therapeutische Prämisse gegen die Dichotomie Psychotherapie-Psychopharmaka.

Der Mensch hat Anteil an divergierenden, unterschiedlichen Dimensionen. Wie im Raumwinkel treffen sie im Menschen zusammen - und wie seine Kanten streben sie in unterschiedliche Richtungen auseinander: die biologische, die psychische und die existentielle Dimension. Sie eröffnen einen Raum, in dem der Mensch mit Mitwelt (sozialer Bereich) und Umwelt in Austausch treten kann. Jede der drei Dimensionen hat ihre eigene Gesetzmäßigkeit; sie ist von der anderen wesentlich verschieden. Dennoch ist jede trotz ihrer Verschiedenheit untrennbar mit dem Menschen verbunden (Frankl [2]).

Diese dimensionalontologische Betrachtung des Menschen bedeutet nicht, daß sich der Mensch aus Körper, Seele und Geist zusammensetze. Ein solcher Elementarismus zersetzt nämlich die wesensmäßige Ganzheit des Menschen und unterstellt den einzelnen Dimensionen ein grundsätzliches Für-sich-alleine-bestehen-können. Diese Überlegungen mögen harmlos klingen, sind aber für die Praxis fundamental. Denn eine solche atomistische Anthropologie, der heute scheinbar viele Menschen folgen, führt dazu, daß zum Beispiel eine endogene Depression mit ihrer hypothetisch, somatischen Verursachung ausschließlich pharmakotherapeutisch angegangen wird, unter bewußter Vernachlässigung der psychischen und existentiellen Beteiligung. Nur die Vorstellung der Eigenständigkeit der somatischen Dimension kann dazu verleiten, ausschließlich pharmakotherapeutisch vorzugehen, und das wechselwirkende Ineinandergreifen mit den anderen Dimensionen zu übergehen.

Nicht die Zusammensetzung aus Leib, Seele und Geist macht den Menschen aus, sondern daß sich das Personale in ihm mit dem Leiblich-Seelischen und seiner Welt "aus-einandersetzt" - wie Frankl [2: 112] den grundlegenden anthropologischen Sachverhalt im Sinne existentieller Psychotherapie beschreibt. Eine solche Anthropologie hat ihre Konsequenz in der Therapie. Denn, wo immer therapeutisch angesetzt wird, im Somatischen oder im Psychischen oder im Existentiellen, immer ist der Mensch zu betrachten als in Auseinandersetzung stehend mit sich und seiner Welt, in untrennbarer Verflochtenheit der Dimensionen seines Seins.

Der Mensch ist Mensch, solange er lebt. Auch in der Krankheit behält er sein Menschsein und damit seine Grundverfassung des In-Auseinandersetzung-Stehens [3]. Krankheiten verändern daran nichts - sie verändern nur die Umstände, unter denen das menschliche Leben geschieht, wie Virchow [7] schon festgestellt hatte. So gesehen ist der rein somatische Ansatz einer biologischen Psychiatrie abzulehnen, selbst wenn ein Patient mit vielen Stunden Psychotherapie durch die Gabe eines geeigneten Medikamentes in kurzer Zeit beschwerdefrei wird. Es ist ein Glück, daß dies in vielen Fällen möglich ist, doch stellt diese günstige Medikamentwirkung die Notwendigkeit von Psychotherapie noch keineswegs in Abrede. Die Reduktion der Therapie bloß auf die Beseitigung der Primärursache trübt den Blick auf das Ganze des Menschseins. So hat Psychotherapie auch in Fällen primär somatisch bedingter Störungen ihre Berechtigung, da sie in anderen Dimensionen des Menschseins - der psychischen und existentiellen - Zugang zum Menschen und zu seinem Leiden hat [4]. Sie behält die Wechselwirkung des Erkrankten mit seinem intersubjektiven Beziehungsnetz im Auge, und geht auf die Auseinandersetzung des Patienten mit seiner Krankheit ein, das heißt auf die Einstellung zu ihr, das Verständnis und die Verarbeitung. Sie greift die in manchen Symptomen zum Ausdruck gelangenden Konflikte auf und versucht, sie einer Lösung zuzuführen. Dies alles hat natürlich ganz pragmatische Auswirkungen auf den weiteren Verlauf der Krankheit und Rezidive. Sehen wir uns dies an einem Beispiel an.

Die Anamnese

Das Ineinandergreifen der somatischen, psychischen und existentiellen Bereiche des Menschseins veranschaulicht das Schicksal einer 57-jährigen Hauptschullehrerin, deren Therapieverlauf hier geschildert werden soll. Es ist dies eine, nach Ansicht von Arzt und Patientin, sehr gelungene Behandlung, obwohl keine restlose Beschwerdefreiheit erzielt werden konnte. In vielen Fällen sind keine so schönen Verläufe anzutreffen. Ich habe mich für dieses Beispiel entschlossen, weil es mir für dieses Tagungsthema besonders illustrativ zu sein scheint und der ärztlichen Praxis am besten entsprechen dürfte, sowohl was die

Bereitschaft der Patientin für Psychotherapie angeht, als auch was den Zeitaufwand meinerseits betrifft. Wir trafen uns vier bis sechswöchig für eine halbe bis eine Stunde über die Dauer von 5 Jahren.

Die Patientin litt an einer schweren Major Depression. Acht der neun im DSM III-R [1] angegebenen Kriterien waren deutlich vorhanden, lediglich die Suizidalität war - wie sie sagte: auf Grund ihrer religiösen Überzeugung - nur andeutungsweise vorzufinden. Die erste Phase trat vor 16 Jahren, im 41. Lebensjahr, auf und führte zu einem 10-monatigen Krankenstand. Sie ging damals in ambulante psychiatrische Behandlung, in der sie über 13 Jahre ohne Wechsel des Arztes bis zu dessen Tod verblieb.

Das Auftreten der Depression kam für die Patientin nicht grundlos, hatte sie doch über mehr als ein Jahrzehnt bis zu 12 Stunden pro Tag Unterricht gegeben, auch außerhalb ihrer Schule in Privatschulen (sie unterrichtet Englisch) und in der ganzen Zeit "nie einen Abend frei gehabt". Für Heredität findet sich kein Anhaltspunkt.

Etwa zwei Jahre nach Abklingen der ersten depressiven Phase traten eigenartigerweise bei relativ stabilem psychischem Zustand Migräneanfälle auf, an denen sie in unverminderter Heftigkeit litt, und die trotz Einnahme von 60 bis 100 Tabletten Tonopan pro Monat häufig zu Erbrechen und Arbeitsausfällen führten.

In den letzten Jahren sei die Depression langsam wieder gekommen und vor einigen Monaten, im Herbst, stark geworden. Die Schule am Vormittag wurde zur unerträglichen Last, sie sei auch sehr "frustrierend". In diesen Monaten habe sie 15 Kilogramm Übergewicht bekommen. Sie bezeichnet sich selbst als "Kummerfresserin". Von ihrem jetzigen Psychiater war sie auf zwei Dragées Jatrosom, 15 mg Saroten, 3 mg Lexotanil und vom Internisten wegen der Migräne auf 3 Tabletten Trasicor pro Tag eingestellt.

Die Patientin bietet somit ein Bild, in dem die somatischen Beschwerden (Migräne, somatisch-vitale Depression) überwiegen. Da sie alleine lebt, nie verheiratet war und kinderlos ist, fällt der Satz auf, den sie in den ersten Minuten des ersten Gesprächs sagte: "Mein ganzes Leben habe ich mich in den falschen Mann verliebt." In meinem ersten Eindruck von ihr wirkte die Patientin körperlich schwerfällig, gab sich betont kultiviert, wirkte maniriert mit professoralem Gehabe und unnahbar, was sich besonders durch das ständige Abgleiten des Blicks nach oben zeigte. Sie tat, als könne sie alles, was sie sagt, von großen Schriftzügen am Himmel ablesen.

Die Behandlung

Die Patientin war bisher nur medikamentös behandelt worden. Sie und ihre Freundin meinten nun, wo es ihr schlechter ging, daß ihr Gespräche vielleicht gut täten.

I.

Der erste Behandlungsabschnitt konzentrierte sich auf eine bessere medikamentöse Einstellung, was schließlich mit Noveril und Saroten gelang: die depressiven Symptome verschwanden, aber die Migräne wurde immer schlechter. Durch den Einsatz von Akupunktur konnte diese erheblich gebessert werden. Die psychotherapeutische Arbeit in diesem Abschnitt bestand darin, die Patientin über die Depression zunächst einmal aufzuklären, was dazu führte, daß sie sich selber besser verstand und zu ihrem allgemeinen Pessimismus, den diffusen Ängsten (z.B. vor Atombombe) und Alpträumen etwas distanzierter war. Ansonsten wurde nur auf Tagesproblematik eingegangen: auf die Kollegen in der Schule, auf den Bewegungsmangel, auf das Abnehmen und warum sie beim Lesen immer ein schlechtes Gewissen habe. Nach einem halben Jahr konnte sie erstmals für eine gute Woche "nach Herzenslust leben".

Obwohl es ihr im Herbst noch immer "wirklich gut" ging, empfand sie den Schulanfang als große Belastung. Sie merkte aber, daß sie ihn erstmals etwas besser meistern konnte, daß sie zwar noch immer den Kopf verliere, aber "sich wieder erfangen könne". Mit 80 mg Noveril und 25 mg Saroten fand sie das Auslangen.

II.

Im zweiten Behandlungsabschnitt, der etwa das zweite Behandlungsjahr mit 14 Sitzungen umfaßte, stand die Psychotherapie im Vordergrund. Vor allem ging es da um ihr berufliches Überengagement, das mit so viel Ärger, Aggression, Frustration bis zu physisch spürbarer Übelkeit verbunden war und zu ständiger Erschöpfung und Resignation führte. Am Beginn des Schuljahres war sie depressiv verstimmt in Erwartung dessen, was kommen werde, und am Ende des Jahres in Erschöpfung durch das, was gewesen war. Wir beleuchteten das von ihr selber so hochgeschätzte Engagement bezüglich der Motivation und fanden, daß sie im Grunde auf Dank erpicht ist. Sie bemerkte langsam, wie wenig sie bisher gelebt hatte und wie sehr ihr dafür das Engagement als Ersatz diente. Und weil sie sich so heftig engagierte, stieß sie auf ihre Grenzen, in denen sie sich gefangen fühlte. Aus diesem Bewußtsein heraus stellte sie daraufhin fest, daß das Engagement damit zusammenhänge, daß sie sich nicht abfinden könne mit Dingen, die nicht zu ändern wären. Damit hatte sie ihre grundlegende, existentielle Thematik angesprochen, ohne daß diese zu diesem Zeitpunkt schon zu behandeln gewesen wäre. Wir sprachen darüber, wie sie sich aus der Opferrolle bringen und schützen könne. Einmal standen wir eine Stunde lang einen Angsttraum gemeinsam durch.

So kam sie zu einer neuen Einstellung zum Beruf: sie begann sich als Helferin der Schüler zu sehen und nicht mehr als gestrenge Chefin. Sie konnte in dieser Form ihr Engagement zum Einsatz bringen, ohne sich selbst zu frustrieren. Sie wurde gelassener und überforderte sich nicht mehr selbst. Auch begann sie ihre Arbeit besser zu organisieren, nach dem Motto "das Wichtige zuerst", und kam davon ab, wie "ein kopfloses Hendel herumzuhudeln".

Die positive Rückwirkung dieser existentiellen Klärungen und Einstellungsänderungen auf das Lebensgefühl und die Depression war beträchtlich. Spontan teilte sie in dieser Zeit einige Male mit, wie ihre Sensibilität für schöne Erlebnisse geweckt werde und wie sie solche Stunden zu pflegen und zu behüten beginne. In der Schule kam sie, bis auf kurze Zeiten, gut zurecht, fand in den Ferien erstmals auch genügend Zeit für ihre Vorhaben und für sich selbst. In diesen und den folgenden eineinhalb Jahren bis zur Pensionierung kommt die Patientin mit 1-2 Saroten und etwa 50 mg Dogmatil, das sich gut auf die Migräne auswirkt, ohne Depression aus.

III.

Der dritte Abschnitt der Therapie beginnt mit der Zeit ihrer Pensionierung. Meinte sie vor Jahren noch, daß sie erst in der Pension leben werde, so stellte sich schließlich die Sachlage ganz anders heraus: Sie wurde mit Herannahen der Pensionierung depressiv, der Schlaf wurde schlechter, sie wurde wetterempfindlich, die Migräne nahm zu, der Antrieb versackte, Stimmung und Affizierbarkeit waren negativ gefärbt. Jetzt, in der Pension, begannen sogar die Briefschulden eine Last zu werden, hatte sie doch fortan keine Entschuldigung mehr.

Mit 75 mg Saroten, 240 mg Noveril und Halcion konnten ihre Beschwerden innerhalb einer Woche behoben werden. Doch stellten sich bei erhaltener Dosierung dieselben depressiven Symptome wieder ein. Sie ärgerte sich, "weil sie so grundlos kommen, wo sie doch jetzt in Pension sei". Eine weitere Steigerung der Medikamente brachte eine vorübergehende Besserung, doch blieb die Depression für Monate weiterbestehen.

Psychotherapeutisch konzentrierte sich das Gespräch nun auf zwei Punkte:

Erstens auf das, was sie als Last erlebte, nämlich das "Müssen": "Man muß doch etwas tun - man darf doch nicht den ganzen Tag so verzetteln", waren ihre Sätze. In einer phänomenologischen Analyse konnte sie an die Leere dieser Norm herangeführt werden: sie wußte keine Antwort auf die Frage, warum sie eigentlich etwas "müssen muß". Ich faßte das Gespräch schließlich in dem Satz zusammen: "Kein Mensch muß müssen, auch Sie müssen nicht müssen - Sie wollen müssen!" Sie lachte und meinte: "Das ist gut gesagt." Geduld zu lernen, sich "einzubremsen lernen", das könnte vielleicht der Sinn ihrer Depression jetzt sein. Ich bat sie, die Medikamente nicht von sich aus zu steigern.

Der zweite Punkt des Gespräches drehte sich um das Werterleben. Sie denke sich die Werte, aber fühle sie zu wenig, meinte ich. Darum machten wir eine Übung, die gewisse

Ähnlichkeiten mit dem Autogenen Training hat, und die ich "Werte-Atmen" nenne. Sie führt zu einem sehr wohligen, regressiv-entlasteten Erleben des Körpers.

In der nächsten Sitzung berichtete die Patientin, daß die Depression nach der letzten Stunde schlagartig zugenommen habe, worauf sie die Medikamente erhöht hätte. "Ich sehe keinen Grund für die Depression! Ich dachte, wenn einmal die Schule aus ist... Ich kann mich nicht aufraffen zu den Dingen, die mir Freude machen: auf die Donauinsel gehen, Musik hören, Ausstellungen besuchen." Sie lese derzeit viel. Ich fragte sie: "Gibt es etwas, wozu Sie sich nicht einmal aufraffen müßten, weil es wie von selber geht?" Sie gibt wieder das Lesen zur Antwort, und wertet es ab. Das sei zu passiv, und man müsse doch mehr machen. Nun folgt ein interessanter und sehr zentraler Abschnitt der gesamten Therapie. Er wurde weiter vorangetrieben mit der Feststellung: "Sie sehen, was Sie nicht machen, wenn Sie lesen. Aber sehen Sie eigentlich, was Sie machen?" Schließlich kulminiert das Gespräch in der Frage: "Warum sagen Sie immer nur: Das müßte ich noch machen und jene Ausstellung müßte ich besuchen - warum sagen Sie nie: Das soll ich jetzt nicht mehr machen, das wird mir zuviel?"

Pat: (Hält den Atem an, stammelt herum)

Th: "Kennen Sie diese Abgrenzung?"

Pat: "Nein, das sage ich wirklich nie... Ich dachte, wenn ich in Pension bin, daß das paradiesische Leben beginnt. Denn jetzt kann ich in alle Ausstellungen .... Und alles, was ich jetzt tue, ist bloß lesen. Und das ist gar nichts."

Wir sprechen darüber, wie wichtig ihr das Lesen ist. Und von Erfahrungen über Ausstellungen. Sie weiß zu berichten, daß sie manchmal lieber gelesen hätte...

Th: "Die Frage ist, ob Sie soweit kommen, daß Sie sich beim Lesen in Ruhe lassen? Wenn Ihnen Lesen soviel Freude macht, warum sollen Sie das in der Pension nicht tun dürfen?... Vielleicht haben Sie das immer so gehalten, daß Sie das nicht gelten ließen, was Sie selbst als wertvoll und gefällig erlebt hatten? Haben Sie sich vielleicht deswegen immer in den "Falschen" verliebt?"

Da ist die Patientin den Tränen nahe. Sie spürt, daß sie noch immer eine tiefe Traurigkeit darüber habe, und daß ihr das sehr gut einleuchte, was sie eben höre.

Im nächsten Gespräch berichtet sie, daß es ihr unmittelbar nach dem letzten Gespräch besser gegangen sei. Sie sei viel ruhiger gewesen, zufriedener mit sich selber, hätte guten Antrieb gehabt, viele Dinge getan, auch gelesen. Sie lebt entschieden. Sie lebt nicht mehr in dieser inneren Hast: "Eigentlich habe ich keine Zeit für das, was ich tu, denn ich sollte etwas anderes tun". Und wenn das Muß aufkommt, könne sie sich ganz ruhig sagen: "Ich muß jetzt nicht, weil es mir zuviel wird."

Seit dem schlagartigen Ende der über ein halbes Jahr anhaltenden Depression ist mehr als ein Jahr vergangen. In dieser Zeit hatte die Patientin keine Depression und keine

Migräne. Als Basistherapie nimmt sie 75 mg Saroten und 100 mg Dogmatil, und gegen den gelegentlichen Spannungskopfschmerz 6 - 10 Tonopan pro Monat.

Schlußbemerkung

Zahlreiche ähnliche Erfahrungen mit Patienten, aber auch mit Patienten mit rein neurotischen Störungen mittleren bis schweren Grades begründen die Auffassung, daß die Psychotherapie solcher klinischer Bilder in die Hand des psychotherapeutisch geschulten Arztes oder Facharztes gehören. Auf Grund vieler gleichartiger Erfahrungen anderer Kolleginnen und Kollegen unseres Vereins haben wir diese Auffassung auch im Dachverband vertreten. Für eine moderne Psychotherapie muß gewährleistet sein, daß der Patient vom Psychotherapeuten seines Vertrauens die nötige, krankheitsspezifische Behandlung und somit auch das nötige Medikament bekommt, ohne lange an fremde Stellen verwiesen zu werden. Überweisungen stellen nicht nur eine Hürde für den Patienten in seinem ohnehin verschlechterten Zustand dar, sondern oftmals vermag der fremde Arzt die Situation gar nicht wirklich einzuschätzen, da er den Therapieverlauf nicht kennt.

Der meines Erachtens unglückliche Lösungsvorschlag des Psychotherapiegesetz-Entwurfes in Österreich wird hoffentlich das Gute mit sich bringen, daß die verschiedenen Quellenberufe verstärkt zusammenarbeiten und sich kompetente Teams herausbilden. Und daß sich psychotherapeutisch ausgebildete Ärzte die Mehrzeit nehmen für den ganzheitlichen Ansatz der Behandlung, den hoffnungsvollen Blick unerschütterlich auf die Krankenkasse gerichtet, die den vertrauensvollen Blick bestimmt großzügig erwidern wird.

ABSTRACT

Anhand einer Fallstudie soll aufgezeigt werden, welche Bedeutung die Psychotherapie einerseits für den Verlauf von depressiven Störungen hat, und wo andererseits ihre Grenzen liegen: dort nämlich, wo das Krankheitsgeschehen durch somatische Prozesse eine Eigendynamik entwickelt. Hier bedarf es gezielter, somatischer Behandlung. Durch die Verschränkung der somatischen, psychischen und existentiellen Dimension des Menschen führt die einseitige Verwendung von Psychotherapie oder Pharmakotherapie in manchen Fällen nicht zum Erfolg.

Literatur

1. DSM III-R. Diagnostisches und statistisches Manual psychischer Störungen, Weinheim: Beltz (1989).
2. Frankl V. Der leidende Mensch. Bern: Huber (1984)
3. Längle A. Was ist Existenzanalyse und Logotherapie? In: Längle A. (Hg.): Entscheidung zum Sein. München: (1988). Piper, 9-21.
4. Längle A. Logotherapie als An-Spruch. Existenzanalyse psychotherapeutischer Wirkung.In: Längle A. (1988). (Hg.): Existenz zwischen Zwang und Freiheit. Tagungsbericht der GLE, Wien: GLE-Verlag, 62-93.
5. Virchow R. Die Stellung der Pathologie unter den biologischen Wissenschaften. Berlin, Klin. Wschr. 30, 321-357. (1893)

Der Widerstand manischer Patienten gegen die Einnahme von Neuroleptika

R. Danzinger und A. Marksteiner

Einleitung

Da wir mit Medikamenten immer soziale Wesen und keine bewußtlosen Organismen behandeln, wird die pharmakodynamische Wirkung der Medikamente auch stets von psychologischen und sozialen Faktoren verstärkt oder herabgesetzt werden [12]. Auf Seiten des Patienten und seiner Angehörigen wirken verschiedene Erwartungen, Hoffnungen, Ängste, Vertrauen oder Mißtrauen dem Arzt gegenüber; der Arzt kann sich weder dem Gewicht seiner medizinischen Sozialisation mit dem ganzen Erbe alter medizinischer Traditionen noch seinen bewußten oder unbewußten irrationalen gefühlsmäßigen Haltungen dem Patienten gegenüber entziehen.

Der Zusammenhang von Spannungen im sozialen Umfeld eines Patienten und der Wirkung etwa einer neuroleptischen Medikation wurde vielfach, auch experimentell untersucht. So konnten z.B. Vaughn und Leff [6] demonstrieren, daß Patienten deren Angehörige ein emotionales Überengagement zeigten, zu ihrer Beruhigung höhere neuroleptische Dosen benötigten.

Durch die Erweiterung des Personenkreises, der sich in einer modernen psychiatrischen Institution mit der Therapie und Pflege schwer kranker psychiatrischer Patienten befaßt, wird die psychologische Behandlungssituation häufig noch komplexer und unübersichtlicher. Eine therapeutische Maßnahme wie die Verordnung und Verabreichung eines Psychopharmakons kann in diesem komplexen Spannungsfeld sehr unterschiedliche Bedeutungen annehmen. Um uns nicht im Dschungel allgemeiner Reflexionen über diese vielfältigen, ineinander verwobenen Einflüsse vollends zu verirren, wollen wir uns im folgenden darauf beschränken, einige Aspekte bei der neuroleptischen Behandlung typischer manischer Episoden zu reflektieren. Genauer gesagt soll dabei versucht werden, insbesonders den Widerstand manischer Patienten gegen die Einnahme und Wirkung einer neuroleptischen Medikation zu deuten.

Die charakteristische Behandlungssituation

Betrachten wir zunächst die wohl den meisten von ihnen leider allzu vertraute, oft als unerfreulich erlebte Situation bei der Aufnahme eines mit Polizeiparere zwangseingewiesenen, zornmütigmanischen Patienten. Nehmen wir an, es handle sich um einen männlichen Patienten, der rücksichtslos mit dem Auto gefahren ist, dabei beinahe einen Polizisten überfahren hat, der ihn stoppen wollte, und der nun mit physischer Gewalt gegen seinen Willen in die Psychiatrie gebracht wurde. Er überschüttet den aufnehmenden Arzt mit einem ausufernden Redeschwall, in dem er u.a. seine Empörung über die ungerechtfertigte Aufnahme in kritikloser Weise ausdrückt, schimpft, droht etc.

Die begleitenden Angehörigen berichten von diversen Einkäufen und anderen grandiosen Aktivitäten, die auch sie nicht unter Kontrolle bringen konnten und hoffen, im Arzt einen Bündnispartner - in gewisser Weise gegen den Patienten - zu gewinnen.

Das ärztliche Ansinnen, eine beruhigende Medikation oral einzunehmen, weist der Patient entrüstet zurück. Eine Unterbringung auf einer üblichen psychiatrischen Akutstation ist wegen der lautstarken und auch tätlichen Aggressionen des Patienten, nicht nur gegen das Pflegepersonal, sondern auch gegen Mitpatienten, ohne eine medikamentöse Beruhigung schwer vorstellbar. Demzufolge verordnet der Arzt die zwangsweise Injektion eines Neuroleptikums, gegebenenfalls sogar eine körperliche Fixierung.

Psychodynamische Ansätze zum Verständnis der Manischen Erregung

Der Versuch, das Verhalten des Patienten zu verstehen, erleichtert möglicherweise den Umgang mit der beschriebenen komplexen Situation. Sicherlich kann man sich der Situation mit einer systemorientierten, einer verhaltenstheoretischen oder gestaltpsychologischen Theorie fruchtbar nähern. Aus zum Teil persönlichen Gründen favorisieren wir einen psychoanalytischen Ansatz. In ihrer Theorieentwicklung hat die Psychoanalyse zweifellos Pionierarbeit geleistet, in dem sie die intensiven, oft unrealistischen Gefühle, die zwischen Arzt und Patient entstehen, zunächst als Störung der Therapie, später als wirksames Agens unter dem Begriff der Übertragung beschrieben hat. S. Freud hatte den Ausdruck schon 1905 für die heftigen positiven Gefühle einer Patientin ihrem Arzt gegenüber eingeführt. Erst 1912 wurden von ihm auch negative Übertragungsreaktionen in seiner Schrift zur Dynamik der Übertragung beschrieben. In besagter Schrift findet sich sogar ein

Hinweis auf die Situation in psychiatrischen Anstalten: "Das Hervorbrechen negativer Übertragungen ist in Anstalten sogar recht häufig", heißt es da [3, S. 165].

Wie läßt sich nun die akute Übertragung des oben beschriebenen manischen Patienten auf den von ihm als kontrollierend und einschränkend erlebten Arzt in Kürze psychodynamisch verstehen?

In der gängigen psychoanalytischen Vorstellung hat der manische Patient verschiedene, ihm lästige intrapsychische Fesseln abgeschüttelt. Quälende und ihn erniedrigende innere Stimmen werden von ihm verleugnet, zum Verstummen gebracht. Seine strafenden und lähmenden Gewissensbisse sind im Rausch der Manie so gut wie ausgelöscht.

Nach psychoanalytischer Vorstellung ist quasi das Urbild all dieser strafenden Impulse die Qual des Hungerns. K. Abraham [1] hatte schon 1912 auf die Bedeutung der oralen Fixierung bei den manisch depressiven Erkrankungen hingewiesen. Im manischen Hochgefühl wird nun die Angst vor diesem "intrapsychischen Verhungern" der Depression abgewehrt. S. Rado [10] vergleicht zutreffend den Maniker mit einem Säugling, der sich an der Brust der Mutter satt trinkt und dabei alle Grenzen verliert. "Das Trinken an der Brust aber bleibt das strahlende Vorbild der unausweichlich verzeihenden Liebeszuwendung." Derselbe Autor führte auch als erster [9] den Vergleich der Manie mit einem Drogenrausch ein und war damit ein Wegbereiter vieler fruchtbarer, allerdings auch spekulativer Analogieschlüsse zwischen oraler Objektbeziehung und Alkohol- bzw. Medikamentensucht.

Selbstverständlich sehen spätere Autoren wie E. Jacobson [5] vor allem aber B. Lewin [7] das manische Hochgefühl differenzierter, wobei unseres Erachtens vor allem die Einführung der sogenannten oralen Trias durch Lewin hilfreich war.

Lewin zufolge gibt es drei Arten oraler Wünsche:

1. Den Wunsch zu verschlingen, alles an sich zu reißen, der häufig auch mit dem Begriff Kannibalisch belegt wird.

2. Die Sehnsucht, aber auch Angst verschlungen zu werden, ein passiv masochistischer Wunsch.

3. Schließlich die Aufgabe des eigenen Ich beim Einschlafen, dem tiefen traumlosen des gesättigten Säuglings vergleichbar.

In der Manie wird nun der erste der drei genannten Wünsche, der Wunsch alles an sich zu reißen, quasi zu verschlingen, massiv ausgelebt, während der zweite und dritte der genannten Wünsche, die passiv oralen Wünsche durch Verleugnung abgewehrt werden. Klinisch lassen sich also diese abgewehrten Wünsche in der Regel nur in Form von Ängsten und Symptomen erkennen. Beispielsweise die massive Angst vor einem "einschläfernden" Medikament (nicht zufällig wird "einschläfern" euphemistisch für Euthanasie verwendet).

Während sich also der depressive Patient, wenn er tranquilizerabhängig ist, nach der einschläfernden Droge als Ersatz für die einschläfernde Muttermilch sehnt, fürchtet sich der Maniker davor, wie der Teufel vor dem Weihwasser.

Warum aber setzt der manische Patient die passiv oralen Wünsche mit Tod und Verschlungenwerden gleich? Warum wehrt er sich mit so verzweifelter psychomotorischer Erregung dagegen?

Dafür gibt es vielfältige, oft gegensätzliche psychodynamische, aber auch biologische Erklärungsansätze. Bemerkenswert dabei ist, daß der solange und starr festgehaltene Gegensatz zwischen biologischer und psychodynamischer Ätiologie sich in den letzten Jahren zunehmend aufzulockern scheint. So greifen bekanntlich Medikamente, welche Manien auslösen können wie L-Dopa, Bromocriptine, Corticosteroide oder Stimulantien in die Regelkreise von Liberatoren glandotroper Hormone für Nebennierenrinde, Hypophysenvorderlappen, Schilddrüse usw. ein. In verschiedenen psychophysiologischen Experimenten zeigt sich aber, daß die neuroendokrinologisch gesteuerte Funktion eben dieser Drüsen nun mit dem Korrelat gewisser psychischer Zustände von Hyperaktivität verknüpft ist. In entsprechender Weise zeigen gewisse symptomatische Psychosen bei Störungen der entsprechenden Drüsenfunktionen oft Zerrbilder manischer Episoden.

Es ist also eine heuristisch durchaus sinnvolle Vorstellung, daß die Stimulierung aktiv oraler Wünsche bei gleichzeitiger Unterdrückung der passiven Wünsche, sich hinzugeben und in Schlaf zu fallen, in gewisser sicher noch nicht geklärter Weise - mit den oben genannten biochemischen Vorgängen zusammenhängt.

Infolge dessen muß aber der Eingriff in diese Systeme durch eine zwangsweise Gabe eines Neuroleptikums doppelt bedrohlich sein. Zum einen bedeutet er auf der psychologischen Ebene der Interaktion die Introjektion eines bösen und bedrohlichen Objektes. Dieses Objekt wird intrapsychisch mit dem durch die Manie unterdrückten und verleugneten strafenden depressiogenen Objekt in Verbindung gebracht. Dementsprechend wird das Neuroleptikum als Strafe, als Gift und als Selbstentwertung aufgefaßt. Dazu kommt noch die pharmakodynamisch beruhigende Wirkung, welche ebenfalls den Abwehrmechanismus der Verleugnung auszuschalten droht.

Jeder kennt in sozusagen abgemilderter Form in seinem Alltag zahlreiche Situationen, die in mikropsychologischer Weise diese Situation wiederholen. Beispielsweise der Wunsch sich in einem Arbeitsteam oder in einer Institution nicht von anderen dominieren zu lassen, der Unwillen in einer Diskussion den Argumenten des Gesprächspartners nachzugeben, die Angst durch Umweltgifte infiltriert zu werden, die Ungeduld jemand anderem allzulange zuzuhören etc. All dies sind Situationen, wo die Aktivität des eigenen Ich lahmgelegt und passiviert wird, was ein Unbehagen auslöst, welches der Maniker in sicher um viele Potenzen gesteigerter Form erlebt, wenn er eine neuroleptische Injektion verabreicht bekommt.

Fragt man nach Abklingen der akuten Phase verschiedene Maniker, wie sie die parenterale Zwangsbehandlung mit Neuroleptika erlebt haben, so erhält man erstaunlicherweise sehr verschiedene Antworten. Nahezu die Hälfte der Patienten gibt rückblickkend an, die Medikation nicht einmal negativ, sondern sogar als Erleichterung erlebt zu haben. Offenbar war in diesen Fällen die zweite Seite der Ambivalenz, der positive Charakter der passiv oralen Wünsche, für den Patienten noch spürbar. So sagt z.B. ein etwa 40-jähriger manischer Abteilungsleiter über die Behandlung: "Wenn mir der Arzt nur erklärt, was für ein Medikament ich bekomme, dann bin ich bereit auch 30 Tabletten zu schlucken." Eine Gruppe von Patienten findet auch die körperliche Fixierung angenehmer, als die als unheimlich erlebte innere Medikamentenwirkung. Vielleicht läßt sich dies mit dem charakteristischen Ausspruch erregter, rauflustiger Alkoholiker verdeutlichen. "Haltets mich fest, sonst passiert etwas."

Besonders unangenehm scheinen viele Patienten Zögern und Unsicherheit des Arztes bezüglich der Notwendigkeit der Behandlung zu erleben. So erlebten wir in unserem Krankenhaus beispielsweise im Rahmen des Modellversuches zur Patientensachwalterschaft eine Situation, wo ein Sachwalter vor dem Arzt dem manischen Patienten gegenüber äußerte, er müsse sich nicht unbedingt zwangsbehandeln lassen und außerdem hätten die Medikamente gefährliche Nebenwirkungen. Dadurch wurde natürlich die angstvolle und das Medikament ablehnende Seite der Ambivalenz des Patienten gegenüber der Behandlung massiv aktiviert.

In seiner Übertragung setzt also, wie schon oben angedeutet, der Patient den kontrollierenden und einschränkenden Arzt mit dem von ihm verleugneten bösen entwertenden inneren Objekt gleich. Was bedeutet dies nun für die Gegenübertragung des Arztes?

In der beschriebenen interpersonellen Situation können verschiedene vielfältige Gegenübertragungsmotive aktiviert werden. Oral sadistische Regungen des Arztes dem Patienten gegenüber sind meist mit dem bewußten Selbstkonzept als hilfreicher Therapeut inkompatibel und sind nur indirekt erschließbar aus dem besonderen Unbehagen, das der Arzt spürt, wenn er einen Patienten zwangsbehandeln muß, aus der Art wie gewisse Ärzte sich für ihre medizinisch an sich gerechtfertigten Handlungen glauben entschuldigen und verteidigen zu müssen etc. Zu massiven Übertragungskollisionen kommt es auch durch die wechselseitigen Übertragungen der Patienten aufeinander, vor allem wenn mehrere Maniker aufeinandertreffen. Dann kann es sowohl zu positiven Spiegelübertragungen mit gegenseitiger Steigerung der Symptomatik als auch zu komplementären Übertragungen mit einem "Kampf bis aufs Messer" kommen. Im Umgang mit sich derartig oft aufschaukelnden Situationen sind deshalb unbedingt räumliche Ausweichmöglichkeiten auf Akutstationen vonnöten.

Gerade bei manischen Patienten spielen auch sogenannte indirekte Gegenübertragungen und Nebengegenübertragungen des Arztes auf abwesende Personen oder auf Institutionen eine wichtige Rolle. So spürt der Arzt sehr deutlich den öffentlichen Auftrag oder verschiedene Aufträge der Angehörigen, die beträchtlich von dem Behandlungswünschen des Patienten abweichen können.

Schluss

Wie können wir nun dieses doch recht unübersichtliche interpersonelle und intrapsychische Szenario ein wenig besser in den Griff bekommen? Erfahrungsgemäß eignen sich Selbsterfahrung, Supervision und Fallseminare in psychiatrischen Institutionen tatsächlich sehr gut, die Einflußfaktoren des Behandlungssettings immer wieder ins Bewußtsein zu rücken und die damit verknüpften Gefühle nicht zu verdrängen, sondern anzusprechen.

Da gerade bei der beruhigenden neuroleptischen Medikation die unspezifische Wirkungskomponente sehr hoch ist, konnten wir immer wieder durch Verbesserungen der Stationsatmosphäre erstaunliche Auswirkungen auf den Medikamentenverbrauch beobachten.

Eine gewisse Warnung soll vor dilettantischen und allzu simplifizierenden "psychodynamischen" Patentlösungen für bestimmte diagnostische Gruppen ausgesprochen werden. Gerade diese verkürzte Sicht eines verstehenden Zugangs zum Patienten hat in den USA der Psychoanalyse im institutionellen Rahmen möglicherweise mehr geschadet als genützt.

Der geschickte und einfühlsame Umgang mit akut manischen Patienten gehört zu den schwierigsten Bereichen des an sich schon komplizierten Handwerks der Psychiatrie. Allerdings ist dafür nicht nur Taktgefühl und Talent notwendig, sondern eine erlernbare und kultivierbare psychotherapeutische Technik. Für diese Techniken müssen allerdings die in therapeutischen Vereinen gelehrten Standardverfahren massiv modifiziert werden. Gelingt es uns, die psychotherapeutischen Standardverfahren den Bedürfnissen manischer Patienten, aber überhaupt schwer psychisch Kranker, durch Einführung verschiedener Parameter mehr anzupassen, so können wir vermutlich die Atmosphäre in unseren Krankenstationen, aber auch in den Psychosozialen Diensten und anderen Übergangseinrichtungen in einem Ausmaß humanisieren, das uns zur Zeit noch unvorstellbar erscheint.

Literatur

1. Abraham, K.: Psychoanalytische Studien. Frankfurt (1971).
2. Freud, S.: Bruchstücke einer Hysterie-Analyse. G.W. 9, S. 161 (1905).
3. Freud, S.: Zur Dynamik der Übertragung. Zentralbl. f. Psychoanalyse, Bd. 2 (4), (1912).
4. Jacobson, E.: Depression, the Oedipus Complex in the Development of Depressive Mechanisms. Psychoyanalytic Quarterly 12, (1943).
5. Leff, J.P., Kuipers, L., Berkowitz, R., Sturgeon, D.: A controlled trial of social intervention in the families of schizophrenic patients: two year follow up. Br. Journ. Psychiatry 146, S. 594-600, (1985).

6. Lewin, B.: Das Hochgefühl. Frankfurt. 1982.
7. Rado, S.: Die psychischen Wirkungen der Rauschgifte. Intern. Zschr. f. Psychoanalyse 12, (1926).
8. Rado, S.: Das Problem der Melancholie. Intern. Zschr. für Psychoanalyse 13, S. 439-455, 1927
9. Turnheim, K.: Placebo als unspezifischer Behandlungsfaktor. Wien. Klin. Wochenschr. 99/20, S. 705-710, 1987.

Soziodynamische Wechselwirkungen in und zwischen Patienten-, Personal und Versorgungsgemeinschaft und ihr Einfluß auf die Ganzheitlichkeit des Behandlungsangebotes

K. Purzner

"Rationale Psychopharmakatherapie", wie sie in ihren Grundsätzen etwa von Langer und Schönbeck 1983 umrissen wurde, und "Ganzheitlichkeit des institutionellen Versorgungsangebotes" (Bergener) sind zwei wichtige und konsensuierte Maximen modernen psychiatrischen Handelns. Aus verschiedensten Gründen aber sind wir von Vernünftigkeit und Ganzheitlichkeit in den beiden erwähnten Bereichen oft weit entfernt. Die Verhandlungen der Kremser Tagung über die "Interaktion von Psychopharmaka mit anderen Therapieformen" haben das ganz deutlich gezeigt. So sprach Danzinger bezüglich der Versorgungswirklichkeit z.B. von einer "Vielfalt einer Komplexität des Übertragungs-Gegenübertragungs-Feldes, einem Dschungel bzw. Spannungsfeld unterschiedlicher Erwartungen". Meise beschrieb die Situation als "unüberschaubares Szenario" und Schindler ortete "Wettbewerbsspiele in Teams, die versuchen, sich gegenseitig ihre Perspektive aufzudrängen". Auch über Abhilfemöglichkeiten oder -wünschbarkeiten bezüglich dieser Probleme wurde in Krems gesprochen. Danzinger erhob die Forderung nach Integration, die allerdings "zwar billig, aber schwer einlösbar" sei, unter anderem deshalb, weil es zwar gelte, daß "das Spannungsfeld der Vielfalt stärker zu integrieren, dabei aber Simplifizierungen zu vermeiden" seien. Ganz ähnlich meinte Schindler, "die Zeit der psychiatrischen Monomanien" sei vorbei, und es sollte gegenwärtig im Rahmen einer Einstellung des "Verzichts auf ein Gewinnenwollen" untereinander ausgehandelt werden, was fallangemessen als Gemeinsamkeit des Verstehens und Handelns gefunden werden könne.

Was nun das "Spannungsfeld unterschiedlicher Erwartungen" in der Praxis konkret bedeutet, soll pharmakabezogen zunächst aus eigener Erfahrung an drei Beispielen beschrieben werden:

Beispiel 1

Ein alkoholkranker Patient wendet sich freiwillig an das Psychiatrische Krankenhaus um Hilfe. Auf der betroffenen Station bringt er sein Anliegen entsprechend undifferenziert vor - aus der Perspektive des Patienten durchaus verständlich; seine schichtspezifische Sozialisation hat ihn wenig befähigt, seelisches Erleben feinfühlig wahrzunehmen und zu beschreiben. Das Syndrom, an dem er gegenwärtig leidet, bedürfte erst der Herausarbeitung durch eine gut geführte psychiatrische Exploration, die allerdings auf Seiten der Therapeutenschaft aus unterschiedlichsten Gründen manchmal nicht zustandekommt - was nicht geschehen sollte, in der Praxis aber aus unterschiedlichen Gründen immer wieder vorkommt (Unerfahrenheit, Zeitdruck, Gleichgültigkeit, Desinteresse bis zur Ablehnung bestimmter Patientenkategorien etc.). In einem solchen Fall wird nach äußerlich oberflächlicher Betrachtung - kaum ein Alkoholkranker schweren Grades bietet keine Zeichen vegetativer Entgleisung - auf in der jeweiligen Organisation übliche Standardverfahren zurückgegriffen, in unserem Krankenhaus z.B. auf die Behandlung prädeliranter Zustandsbilder mit Mogadon und Mineralwasser. Die Chance, Grundsätze einer rationalen Psychopharmakatherapie, speziell der differentiellen Pharmakotherapie unterschiedlicher Syndrome zu verwirklichen, wird dabei verfehlt. Gleichviel, ob der Patient in einem Erschöpfungs-, Angst-, depressiven oder andersartigem Zustand um Hilfe bittet, er erhält keine syndromspezifische Therapie. Wichtig dabei ist, daß erst die Wechselwirkung der drei beschriebenen Faktoren zu dem ungünstigen Ergebnis führt. Jeder Faktor für sich betrachtet, ist entweder durchaus sinnvoll oder verständlich: Therapieschemata einzurichten stellt eine angemessene Maßnahme der betrieblichen Vorauskoordination dar. Daß es seitens der Therapeutenschaft in der Praxis zu Überforderungen und Oberflächlichkeiten kommt, ist einsehbar. Auch, daß der Patient sein gegenwärtiges, aktuelles Syndrom nicht von vorne herein klar beschreiben kann, steht ihm zu. Erst die Wechselwirkung zwischen Patient, Therapeut und Rückgriff auf ein routiniertes Therapieschema führt zu dem unerwünschten Ergebnis.

Beispiel 2

Ein Alkoholiker und eine Alkoholikerin treffen sich um 2:00 Uhr nachts im Tagraum einer Akutstation und wenden sich an die diensthabende Pflegeperson mit der Bitte, Kaffee trinken zu dürfen. Die Schwester verweist auf die Hausordnung und versagt die Erfüllung des Wunsches in Anwesenheit des infolge der Erledigung einer medizinischen Intervention noch auf der Station befindlichen unerfahrenen Jungarztes. Dieser wendet sich seinerseits in Anwesenheit der beiden Patienten fragend an die Schwester und meint: "Warum eigentlich nicht?" - Das Beispiel weist bereits einen höheren Komplexitätsgrad auf als das erste, weil sich die Soziodynamik der Wechselwirkungen nicht auf einen Patienten und einen

Therapeuten beschränkt, sondern neben dieser Transaktion (TA) auch Interaktionen (IA) innerhalb der Patienten- und Personalgemeinschaft betrifft. Die beiden Patienten bilden eine interaktive Koalition, mittels derer sie die ihnen bekannten Stationsregeln zugunsten der Befriedigung ihres Bedürfnisses zu durchbrechen suchen. Dadurch lösen sie auf Seite des Personals einen Konflikt zwischen Schwester und Arzt aus.

Die klärende Besprechung am nächsten Tag ergibt folgendes Bild: Beide Patienten sind bezüglich ihrer Krankheit und deren Details unaufgeklärt bzw. uninformiert. Die Frau leidet an spannungsvollen Dysphorieattacken, die sie aus ihrer Lebenswelt ins Krankenhaus mitbringt und die sie hier wie dort nächtlich wecken. Den Mann hingegen plagen Tachykardieanfälle, die er trotz unauffälligem Organbefund seit seinem Präsenzdienst (iatrogen) als Herzkrankheit verkennt. Auch ihn wecken diese Anfälle öfters des nachts. Das zufällige zeitliche Zusammentreffen der Schlafstörung bei beiden Patienten sowie ihre Gemeinsamkeit im Bereich der Suchtkrankheit und einer antiautoritären Grundhaltung geben den Anlaß zur Koalitionsbildung und zum Agieren ab. Die wichtigste Intervention den beiden Patienten gegenüber besteht in einer Aufklärung über ihren Zustand und die Tatsache, daß Kaffee in beiden Fällen kein sinnvoller Beitrag zur Veränderung der psychischen bzw. vegetativen Dysrhythmie darstellt. Die genaue Herausarbeitung des Zustandsbildes gibt ferner eine gute Grundlage zu einer differentiellen Psychopharmakatherapie.

Der unerfahrene Arzt sieht das Ereignis aus einer ausschließlich moralischen Perspektive, nämlich bezüglich der Polarität des Gewährens oder Versagens. Für ihn reduziert sich das Handeln der Stationsmitarbeiter auf die Frage, ob sich dieselben wie ein strenger oder gutmütiger Elternteil verhalten. Ihm ist zu vermitteln, daß es nicht wirklich darum geht, Bedürfnisse der Patienten unbefragt oder unkritisch zu befriedigen, sondern zu erreichen, daß den Erfordernissen des Behandlungsprozesses genüge getan wird und der Patient als verständnisvoller, weil aufgeklärter Mitarbeiter im therapeutischen Prozeß gewonnen wird. Es geschieht übrigens nicht so selten, daß Ereignisse der oben beschriebenen Art besonders von unerfahrenen Mitarbeitern einengend und verfälschend ausschließlich aus der Perspektive des Gewährens und Versagens gesehen werden.

Beispiel 3

Eine junge Patientin agiert ihren Mutterprotest, indem sie sich etwa zu jenem Zeitpunkt, wo die Mutter sie auf der Station in der Regel besucht, mit einem Neger (Mitpatienten) demonstrativ zum Geschlechtsverkehr ins Bett begibt. Die Mutter trifft prompt ein, reagiert wie von der Tochter erwartet und beabsichtigt schockiert und beschwert sich bei den Stationsärzten. Oberärztliche Entscheidung nach diesem Vorfall: Der Neger wird auf eine andere Station verlegt und erhält eine, das geschlechtliche Verlangen dämpfende Medikation. Teile der Personalgemeinschaft meinen aber dem gegenüber: "Wie kommt eigentlich der Neger dazu?"

Dieses Beispiel weist noch komplexere Zusammenhänge auf, als die vorhergehenden, insoferne die Interaktion zwischen Patienten und Angehörigen und die Transaktion zwischen Angehörigen und Personalgemeinschaft eine Rolle spielen.

In allen beschriebenen Beispielsfällen wird die Einheitlichkeit und Ganzheitlichkeit des Behandlungsangebots bzw. die Vernünftigkeit des pharmakotherapeutischen Handelns durch soziodynamische Wechselwirkungen unterschiedlicher Dichte bzw. Komplexität gestört. Diese Wechselwirkungen haben wir alle im Laufe unserer Berufserfahrungen kennen- und zum Teil fürchten gelernt. Sie in ihrer Gesamtheit machen im Rahmen der Versorgungswirklichkeit einen wichtigen Teil jenes eingangs erwähnten "Dschungels" aus. Sie in ihren häufigen und typischen Ausprägungen gut zu kennen, würde es wahrscheinlich allen Beteiligten erleichtern, der Entstehung solcher dysfunktionaler Prozesse entgegen zu wirken (antezipatorische berufliche Sozialisation). Aber gibt es überhaupt eine Möglichkeit, die vielen unterschiedlichen Einzelvorfälle der beschriebenen Art so zusammenzustellen, daß lehr und lernbare Bausteine für die Weiter- und Fortbildung zustandekommen?

Günstig jedenfalls für den Versuch, dies zu gewährleisten, hat sich die durch die Wiener Psychiatriereform, im Psychiatrischen Krankenhaus der Stadt Wien - Baumgartner Höhe ergebene Situation erwiesen. Die Möglichkeit einer vergleichenden Betrachtung, nämlich im Rahmen der die Reformentwicklung begleitenden Hilfe zu untersuchen, wie verschiedene regionale Abteilungen mit gleichartigem Versorgungsauftrag bzw. wie verschiedene Stationen mit gleichartigen Patientenkategorien ihre Aufgaben auf sehr unterschiedliche Art und Weise lösen, war sehr lehrreich. Ebenso ergiebig war die Betrachtung der Versorgungswirklichkeit aus der Perspektive der Sozialpsychiatrischen Ambulanz, der Sonderabteilungen in unserem Krankenhaus und der Krankenpflegschüler. Wichtige Rahmenbedingung für diese Forschungsarbeiten bildete einerseits die Position des Autors in seiner Doppelverankerung als Assistent des ärztlichen Direktors und als im Nachtdienst in oberärztlicher Funktion weiterhin mit konkreter Stationsarbeit befaßter Kollege. Andererseits mußten in der routineintegrierten Aktionsforschung und der modellierenden Systemanalyse (Systemdynamik) erst allmählich die methodischen Voraussetzungen geschaffen werden, die dem Forschungsgegenstand angemessen und in unserem Praxisfeld auch machbar waren. Vor einer näheren Beschreibung unseres Vorgehens seien nachstehend die erwähnten Rahmenbedingungen und Gegenstandsbereiche der Untersuchungen zusammengestellt:

SITUATION
    Psychiatrisches Großkrankenhaus im Wandel
POSITION
    Assistent des ärztlichen Direktors   -- > Doppel-
    Stationsdienst - OÄ-Fkt. im Nachtdienst   -- > verankerung
METHODIK
    Routine-integrierte Aktionsforschung
7-STANDARD- bzw. REGIONAL-ABTEILUNGEN
    — ALLGEMEIN-Psychiatrie
        AKUT
        SUBAKUT
        REHABILITATION
    — GERONTO-Psychiatrie
    — BEHINDERTEN-Psychiatrie
SONDER-ABTEILUNGEN bzw. -EINRICHTUNGEN
    — Drogeninstitut
    — Drogenentzugsstation
    — Alkoholinstitut
    — Forensische Station
    — Klinische Station des REHABILITATIONSZENTRUMS
    — Übergangspflege
KRANKENPFLEGE-SCHULE

Nun noch einige Bemerkungen zur Methodik: Die Bezeichnung "Routine-integrierte" Aktionsforschung soll der Unterscheidung von "projektorientiert" dienen, der eher typischen Organisation von Aktionsforschung. Letztere Variante der Aktionsforschung war besonders in den frühen Stadien der Reform aus vielen Gründen nicht durchführbar. Wir wählten daher eine andere Vorgangsweise, indem wir die Routinevorgänge, Ereignisse, Sitzungen und Gespräche etc. als Gruppendiskussionen und Interviews bzw. als quasi-experimentelle Situation verstanden, an denen wir als Protokollführer, Gruppenleiter, Interviewer, aktiv oder passiv teilnehmender Beobachter etc. beteiligt waren. Möglichst viele dieser Systemaktualisierungen wurden entweder direkt oder aus dem Gedächtnis protokolliert und mit Hilfe dieser Materialien Modelle konstruiert. Wegen der zentralen Bedeutung von typischen z.T. unbewußten Motivkonstellationen oder, allgemeiner, von Handlungsorientierungen diverser Personal- und Patientenkategorien aber auch ganzer organisatorischer Subsysteme setzten wir einen ethnomethodologischen und psychoanalytischen Akzent. Entsprechend einem "ereignisinterpretierenden Ansatz" wie ihn etwa Bühler (1984, Seite 13 - 45) beschrieben hat, versuchten wir über sensitivierende Begriffs-

und Hypothesenfassungen, Typen und Typologiebildungen, quasi-statistische und quasi-quantifizierende Verfahrensweisen zu "substantiven Theorien" über konkrete Gegenstände auf unterschiedlich komplexen Ebenen zu kommen (z.B. Station, Funktionsbereich, Abteilung, Krankenhaus, aber auch diverse Patienten- und Personalkategorien, Führungs-, Weiterbildungs- und Fortbildungs- sowie Kreativitätsbereich u.a. mehr). Diese verschiedenen Teilergebnisse versuchten wir mit den Mitteln der Systemdynamik zusammenzufügen.

Bei der Systemdynamik handelt es sich um keine neue Wissenschaft oder Theorie, sondern um eine neuartige Methodologie, die es, in den letzten 30 Jahren entwickelt, ermöglicht, vorhandenes Einzelwissen zusammenzufassen, organisch zu betrachten und daraus Aktionen mit größerem Wirkungsgrad zu entwickeln.

Bei der Erschließung komplexer Systeme mit dieser Methode bildet es das Ziel, allmählich zu ermöglichen, das System in seiner Gesamtheit und Dynamik zu betrachten. Systemanalyse, Modellierung und Simulation sind die drei grundlegenden Schritte, um dieses Ziel zu erreichen.

Bei der Systemanalyse werden die Grenzen des zu modellierenden Systems, seine Elemente und die Arten der Wechselwirkungen zwischen ihnen bestimmt (Patienten, Therapeuten, Patientengemeinschaft, Therapeutengemeinschaft, Angehörige, Angehörigengemeinschaft, Interaktionen und Transaktionen).

Bei der Modellierung wird mit Hilfe der Systemanalyse ein Modell des Systems aufgestellt. Darin werden schematisch die wirksamen Kausalzusammenhänge zwischen den Elementen der verschiedenen Teilsysteme abgebildet (siehe grafische Darstellungen der Interaktionen und Transaktionen in den Abbildungen der drei Beispielsfälle).

Mittels der Simulation ist es dann möglich das (zeitliche) Verhalten eines komplexen Systems zu untersuchen. Die Simulation gestattet, die Auswirkungen einer großen Zahl sich gegenseitig beeinflussender Variablen auf die Gesamtfunktion eines Systems in Erscheinung treten zu lassen. Damit wird aber allmählich die Bestimmung jener Systemstellen möglich, an denen verstärkende oder hemmende Wirkungen auftreten, das sind die Stellen, an denen sich durch äußere Einwirkungen das Systemverhalten am leichtesten beeinflussen läßt.

Diese sensiblen Stellen, diese Systempunkte mit Verstärkerwirkung zu erkennen und damit besseres Verständnis für die Eigenschaften und genaueres Erfassen des Systemverhaltens zu gewinnen bzw. zu ermöglichen (Kennerschaft), ist Voraussetzung für erfolgreichere Einwirkung auf das betreffende System (Steuerung), um es entweder zu verändern oder der Entwicklung anzupassen.

Wie leicht vorstellbar, hat die Anwendung dieses methodischen Ansatzes auf die vorhin beschriebene Situation inhaltlich zu einer Fülle von Ergebnissen geführt (Genaueres siehe Purzner 1990). An dieser Stelle soll hingegen nur auf jene fünf Dimensionen bzw. Faktoren eingegangen werden, von denen sich allmählich herausgestellt hat, daß Veränderungen in ihrem Bereich auf das soziodynamische Kernsystem Patientengemeinschaft - Personalgemeinschaft zentralen Einfluß nehmen. Sie sind in Abbildung 5 angeführt und sollen anschließend unter Anführung von Beispielen erläutert werden.

Der Pfeil mit der Bezeichnung "PATIENTENVERÄNDERUNG" symbolisiert geplant organisierte oder zufällige Veränderungen in Zahl und Zusammensetzung der Patientengemeinschaft. Im Zuge der Psychiatriereform gehörte zu diesen planmäßigen Veränderungen z.B. die Reduktion der Stationsgröße, die Einführung der Gemischtgeschlechtlichkeit auf unserer Station, das tendenzielle Auftreten von "schwierigeren" Patienten gegenüber vor der Reform (weil aufgrund der Verbesserung der Infrastruktur des Versorgungssystems sich nur noch wirklich hospitalisierungsbedürftige Patienten im Krankenhaus befinden). Der Zufall spielt, was die Patientengemeinschaft betrifft, besonders bei jenen tage-, wochen- oder monatelange anhaltenden Ballungen von schwer behandelbaren Patienten eine große Rolle.

Der Pfeil mit der Bezeichnung "PERSONALVERÄNDERUNGEN" versinnbildlicht demgegenüber geplant-organisierte oder zufällige Veränderungen in Zahl und Zusammensetzung der Personalgemeinschaft. Hier sind als Beispiele für geplante Veränderungen die Jobrotation von Ärzten, die Neubesetzung von Positionen und die Einführung neuer Personalkategorien zu erwähnen. Neben anderen Faktoren spielen Zufälle bei den Absenzen und der Personalfluktuation eine große Rolle.

Der Pfeil mit der Bezeichnung "INSTITUTIONELLER JAHRESLAUF" veranschaulicht die Einflüsse jahreszeitlicher Bedingungen auf das Kernsystem der Soziodynamik. Auf der Patientenseite sind hier saisonal bedingte Schwankungen der Patientenzahlen und der Rehabilitationschancen bzw. Gedenk- oder Feiertagsreaktionen als Beispiele zu erwähnen. Das Personal ist vor allem über Urlaube und Krankenstände betroffen.

Der Pfeil mit der Bezeichnung "INSTITUTIONELLER LEBENSLAUF" verbildlicht den Einfluß des Entwicklungsstandes einer Institution auf seine Soziodynamik. In der Vorbereitungs-, Neueröffnungs- oder Pionierphase sind tendenziell andersartige Prozesse in Patienten- und Personalgemeinschaft zu erwarten, als in der Routinierungs- oder gar Bürokratisierungsphase. Manchmal geraten Institutionen in eine Existenzkrise und auch in ihr treten typische Vorgänge in den Teilgemeinschaften auf. Schließlich seien noch die speziellen Situationen der Programmentwicklung der Differenzierung des Leistungsangebotes oder Umstrukturierung als weitere Beispiele erwähnt.

Der Pfeil mit der Bezeichnung "UMWELT" schließlich meint jene Prozesse im psychiatrischen Versorgungssystem, in der Allgemeinmedizin und in der Gesamtgesellschaft, die das psychiatrische Praxisfeld und somit auch die Soziodynamik von Patienten- und Personalgemeinschaft berühren. Beispielhaft wären hier die Mordserie im Lainzer Krankenhaus ebenso anzuführen wie die für die Psychiatrie einschlägigen legislativen Initiativen der letzten Jahre (Sachwaltergesetz, Unterbringungsgesetz, Psychologengesetz und Psychotherapiegesetz) und Veränderungen im Bereich des gesamtgesellschaftlichen Entstehungs- und Bewältigungszusammenhangs psychischer Störungen (demografische Entwicklungen, AIDS, etc.).

Jede Ebene im oben angeführten Modell hat gegenüber der anderen eine gewisse Eigenständigkeit der Entwicklung, allerdings können sich die Schwingungen auf einer Ebene mit jenen auf einer anderen überlagern und schließlich dazu führen, daß es im Kernsystem der psychiatrierelevanten Soziodynamik zu dysfunktionalen Konflikteskalationsprozessen kommt.

Abschließend noch einige Worte über die sich abzeichnenden neuen Ansatzmöglichkeiten zur sinnvollen Steuerung und Gestaltung von Praxis und Fortbildung. Die erwähnten sieben Faktoren erlaubten es uns, das gesamte Analysenmaterial vieler untersuchter Einzelprobleme des Psychiatrischen Krankenhauses der Stadt Wien - Baumgartner Höhe zu sichten und lehr- und lernbare Bestandteile im Baustein-(Modul)-System zu entwickeln. Eine Vielzahl von vergleichenden Stationsanalysen hat allmählich klar werden lassen, daß wir jene steuerungsrelevanten "SYSTEMPUNKTE MIT VERSTÄRKERWIRKUNG" viel zuwenig kennen, an denen sich durch äußere Einwirkungen das Stationsverhalten am leichtesten beeinflussen läßt. Immerhin haben sich in letzter Zeit mehrere solcher Systempunkte herauskristallisiert, von denen drei im folgenden noch kurz skizziert seien.

1. Undurchschaute Überwertigkeiten machen Teams zu schaffen und rufen unnötige belastende Konflikte hervor. Mangelndes Bewußtsein der Werte, die den eigenen Haltungen und den Einstellungen anderer zugrundeliegen, verursacht also dysfunktionales Verhalten und verringert die Wahrscheinlichkeit einer Atmosphäre der Toleranz. Praxisorientierte Wertforschung täte Not. Einstellunguntersuchungen wie sie etwa Platz bei dieser Tagung vorgestellt hat (siehe aber auch Schöny) weisen in diese Richtung. Allerdings wäre es wichtig, die Fragebogenmethode durch andere Methoden der Werterhebung zu ergänzen. In diesem Bereich sehe ich für Supervisoren mit einschlägiger Kompetenz wichtige Aufgaben für die Zukunft.

2. Infolge mangelhafter Selbstthematisierung implizit bleibende Logiken und Perspektiven professionellen Wahrnehmens, Denkens und Handelns wirken in der interprofessionellen Interaktion verständigungserschwerend oder -unterbrechend. Die Herausarbeitung und Explikation solcher praxisrelevanter Logiken bzw. Perspektiven und das anschließende Training im Perspektivenwechsel kann hier vermutlich wesentlich zu einer Erleichterung des interdisziplinären Diskurses beitragen.

3. Teams tun sich wegen der Kompliziertheit der Verhältnisse oft sehr schwer mit der Reflexion auf sich selbst als Ganzheit oder Einheit, was aber andererseits für eine erfolgreiche Steuerung notwendige Voraussetzung wäre. Das 7-Faktoren-Modell (neben anderen bereits in Entwicklung begriffenen Konzepten) kann Teams dabei behilflich sein, eine kooperative Bestandsaufnahme modell-gestützt zu versuchen. Erst die Modellierung

der erhobenen Daten gestattet es, die Auswirkungen einer großen Zahl sich gegenseitig beeinflussender Variablen auf die Gesamtfunktion der Station in Erscheinung treten zu lassen und damit die Voraussetzung für eine erfolgreichere Einwirkung auf das System STATION zu schaffen.

Zusammenfassend kann gesagt werden, daß für den Versuch, zum Zweck der Förderung einer rationalen Psychopharmakatherapie das "Spannungsfeld unterschiedlicher Erwartungen" in unserer Versorgungswirklichkeit stärker zu integrieren, dabei aber Simplifizierungen zu vermeiden, möglicherweise die Verfahrensschritte der Systemdynamik von Nutzen sein können. Ich habe diese Methodik unter Zuhilfenahme dreier Beispielsfälle kurz erläutert und erste und vorläufige Ergebnisse der Methodenanwendung dargestellt. Ein faszinierender, für Praxis, Theorie- und Fortbildung hoch relevanter Fund systemdynamischer Untersuchungen auf unterschiedlichen Stufen der Hierarchie menschlicher Handlungssysteme (Mikrobereich-Individuum, Mesobereich-Organisation, Makrobereich-Gesellschaft) - auf den ich an dieser Stelle nicht näher eingehen kann - sei abschließend als Hypothese hier zumindest erwähnt (in dieser Tagung auch im Vortrag von Leitzinger angeklungen): Die Neurotisierung von Systemen dürfte gleichartigen Gesetzmäßigkeiten unterliegen, egal auf welcher Ebene der Hierarchie menschlicher Handlungssysteme sich dieser Prozeß zunehmender Dysfunktionalität auch abspielt! Die weitreichende Bedeutung dieser Hypothese - sollte sie der Überprüfung standhalten - für integrative Prozesse in der Psychiatrie wird heute in unserem Feld erst ansatzweise gesehen.

Literatur

1. Bergener, M., Kitzig, HP., Kruckenberg, P., Rave-Schwank, M., Ritzel, G., Werner, W.: (1982) Personalbedarf im Psychiatrischen Krankenhaus. Aufgaben und Ziele einer zeitgemäßen psychiatrischen Behandlung. Psychiatrische Praxis 9: 1-16. Thieme, Stuttgart, New York
2. Bühler, D.: (1984) Therapie und Zwang. Teilnehmende Beobachtung in einer Suchtkrankenorganisation. Enke, Stuttgart
3. Langer, G., Schönbeck, G.: (1983) Rationale Psychopharmakatherapie - Was kann man darunter verstehen? In: Berner, P. (Hg) Psychopharmakon. Jg. 2, Nr. 2. Hofmann La Roche, Wien
4. Purzner, K.: (1990) Psychiatriereform als Organisationsentwicklung. Innovationsförderung durch Kooperation zwischen Soziologie treibender Psychiatrie und professioneller Soziologie. In: Forster, R. und Pelikan, JM. (HG) Psychiatriereform und Sozialwissenschaften. Erfahrungsberichte aus Österreich. Facultas, Wien.

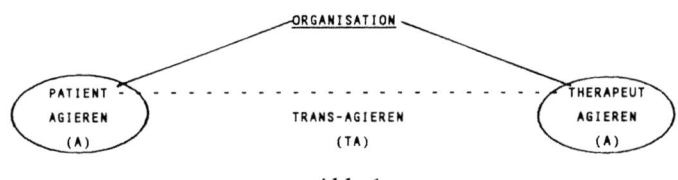

Abb. 1

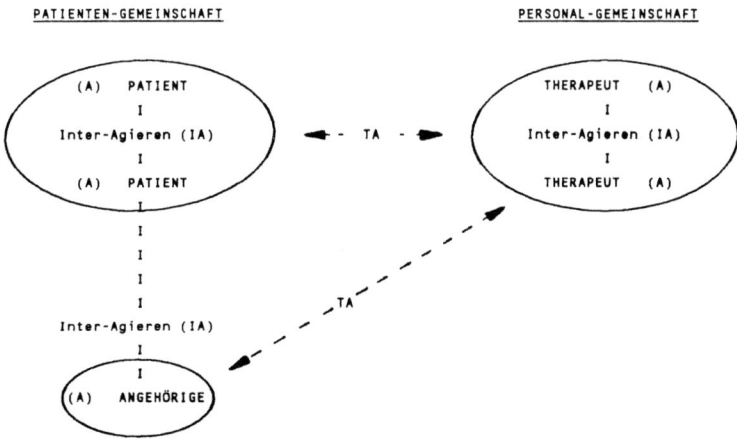

Abb. 2

Abb. 3

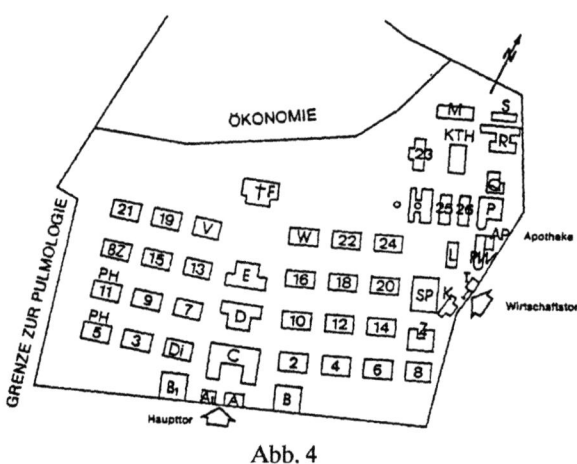

Abb. 4

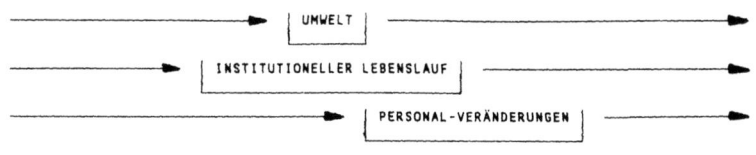

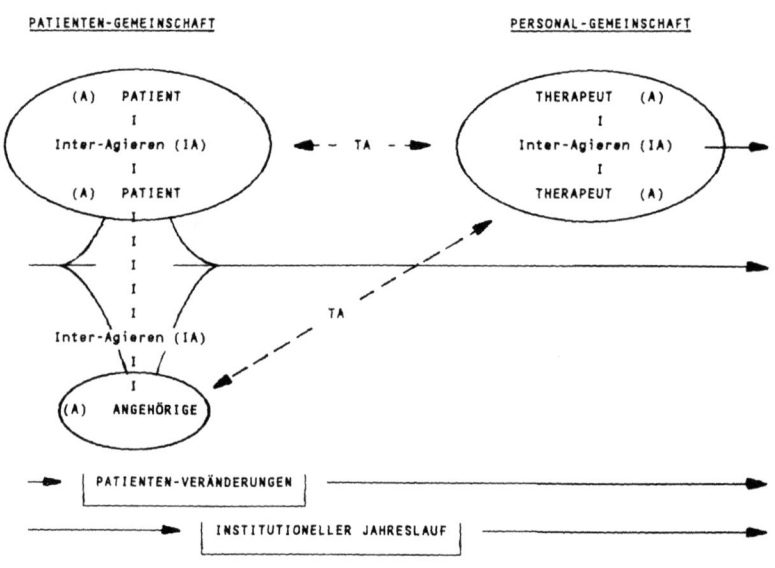

Abb. 5

Die Auswirkungen der sektorisierten Psychiatrie auf Krankheitsverhalten und Compliance psychiatrischer Patienten
The consequences of a sectored-type of psychiatric care on illness behaviour and compliance of psychiatric patients

G. Eichberger

Der Begriff "unité des soins" entstammt der französischen Sektorpsychiatrie und wurde im Rahmen der NÖ Psychiatriereform, welche durch das "Modell Gugging" charakterisiert ist, zum ideologischen Schlagwort für die Konstanz der Nachbetreuung von Patienten, welche aus dem PKH Klosterneuburg entlassen wurden. Diese Konstanz ist dadurch gegeben, daß das betreuende Team, Arzt und Sozialarbeiter, einer Region in der ungefähren Größe einer Bezirkshauptmannschaft zugeordnet sind, und Patienten, welche aus dieser Region in das PKH eingeliefert werden, immer vom selben Arzt im PKH betreut werden, bzw. in der Nachbetreuung vom Sozialarbeiter kontaktiert werden.

Das Krankheitsverhalten psychiatrischer Patienten ist in den meisten Fällen "arztavers". Bevor der Zugang zum psychiatrischen Facharzt gefunden wird, werden zuerst Allgemeinmediziner oder Fachärzte anderer Richtungen aufgesucht. Die Übereinstimmung mit der Notwendigkeit eines stationären Aufenthaltes hängt dann zumeist von der Zahl der Aufnahmen ab; so zeigt sich bei wiederholten Aufnahmen in das PKH ein höherer Anteil von freiwilligen Aufnahmen. Die Compliance psychiatrischer Patienten gilt generell als niedrig; es besteht kein Zweifel, daß sie durch eine stützende psychotherapeutische Begleitung erhöht werden kann. Da Psychotherapie in ihrer Effizienz durch die Konstanz des settings erhöht werden kann, bietet das Strukturmodell der "unité des soins" gute Voraussetzungen, die Kooperation des Patienten zu verbessern.

Im vorliegenden Referat soll die Beobachtung wiedergegeben werden und den entsprechenden Zitaten der Literatur gegenübergestellt werden, daß sowohl das Krankheitsverhalten als auch die Compliance psychiatrischer Patienten durch eine sektorisierte Versorgungsstruktur positiver gestaltet werden kann.

Das "Gugginger Modell" der sektorisierten psychiatrischen Versorgung zeichnet sich durch eine Besonderheit aus, die zur Zeit (Mai 1990) in keinem anderen psychiatrischen Krankenhaus in Österreich gegeben ist; nämlich durch die Tatsache, daß Sektoren des Einzugsgebietes intra- und extramural vom selben Team - Arzt und Sozialarbeiter, zusammengefaßt im "PSD" - versorgt werden. In der französischen Psychiatrie fällt diese Art der Versorgungs- und Nachbetreuungsstruktur unter den Begriff "unité des soins", oder auch "unité d'equipe" (4), worunter nach dem berühmten ministeriellen Erlaß der damaligen französischen Regierung vom 15. März 1960 folgendes zu verstehen ist: "Das Departement ist in eine bestimmte Anzahl geographischer Sektoren aufzuteilen, für die jeweils dieselbe medizinischsoziale Equipe für sämtliche Kranke, Männer und Frauen, die unabdingbare Kontinuität zwischen dem Erstgespräch, möglicher extra-hospitaler Behandlung, der Versorgung im Hospital und der Überwachung der Nachbehandlung garantieren sollte" (19).

Im Mai 1977 wurde dieses Modell anläßlich einer Psychiatrie-Enquete in Mistelbach der Öffentlichkeit vorgestellt (10); damit wurde eine Entwicklung eingeleitet, welche für die niederösterreichische Psychiatrie wohl für lange Zeit bestimmend sein wird.

Anläßlich dieser Enquete wurden zwei Teams des "Psychosozialen Dienstes" vorgestellt - für das Weinviertel und das Industrieviertel; als Sektorarzt des damaligen Weinviertler Teams jetzt nur noch für die BH Mistelbach zuständig - möchte ich über meine Erfahrungen mit dem Krankheitsverhalten und der Compliance psychiatrischer Patienten im Rahmen der "unité des soins" berichten.

Über das Krankheitsverhalten und die Compliance psychiatrischer Patienten existiert bereits eine reichhaltige Literatur (14, 22, 31).

Die mir wesentlich erscheinenden Zitate sollen daher nur auszugsweise gebracht werden und mit den Erfahrungen in der sektorisierten psychiatrischen Versorgung verglichen werden.

Das Ausmaß, in welchem psychiatrische Patienten die Anordnungen der Ärzte befolgen, schwankt zwischen 37 und 76 % (2, 3, 36, 41), liegt also bei etwas mehr als der Hälfte aller Anordnungen. Dabei umfaßt der Begriff "Anordnung" nicht nur medikamentöse Verordnungen, sondern auch Terminvereinbarungen und generelle Verhaltensanweisungen.

Ambulant behandelte schizophrene Patienten reduzieren zu 24 - 63 % ihre antipsychotische Medikation (36), von den ambulant behandelten psychiatrischen Patienten setzen 25 - 50 % ihre Medikation ab (3), manisch-depressive Patienten unterbrechen zu 20 - 30 % die Therapie mit Lithium (36). In der ambulanten Nachbetreuung wird eine "Schwundquote" von 10 % bei langfristig mit Neuroleptika behandelten Schizophrenen beobachtet (5).

Die oben gebrachten Zahlen beziehen sich in allen Fällen auf die übliche "konventionelle" Art der Betreuung. In keinem Fall ist eine "Einheit der Equipe" gegeben. Deswegen sind diese Zahlen höchstens mit der "vorsektorisierten" Zeit in unserem PKH zu vergleichen, wobei sie mit der praktischen klinischen Erfahrung im großen und ganzen übereinstimmen.

Was die gegenwärtige Sektorpsychiatrie betrifft, können lediglich eigene Beobachtungen wiedergegeben werden, welche auf den Erfahrungen in über einem Jahrzehnt sozialpsychiatrischer Arbeit basieren; die oben genannten Werte sind dabei eher in Richtung auf die Untergrenzen zu korrigieren:

Ein Unterbrechen der Lithium-Medikation würde ich lediglich 15 % meiner Nachbetreuungspatienten zuschreiben, eine Reduktion der antipsychotischen Medikation etwa einem Drittel meiner Patienten und ein komplettes Absetzen höchstens 10 %!

Schmädel (34) listet in einem Übersichtsreferat über die Einflußfaktoren der "Non-Compliance" mögliche Kriterien auf. Dabei spielen nicht nur das Alter, die Schichtzugehörigkeit des Patienten und seine Bezugsgruppe eine Rolle, sondern auch die Art des Arztverhaltens, der Inhalt der ärztlichen Anweisung und darüber hinaus die Einschätzungen der Notwendigkeit und auch Möglichkeit, gegen die Krankheit etwas zu tun, wie dies in der Summe als "Laienkonzepte" beim Patienten und als "professionelle" Konzepte beim Arzt gegeben ist.

l. Dem Kriterium "Schichtzugehörigkeit" wird in der Literatur unterschiedliche Bedeutung zugeschrieben, in der Mehrzahl wird aber der Unterschicht eine geringere Compliance zugeschrieben (34). Einzelne Autoren (8) lassen hingegen als einzigen gesicherten Faktor lediglich die Abhängigkeit vom Beschäftigungsstatus gelten, in dem Sinne, daß sich Berufstätige eher an die Anweisungen des Arztes halten. Ich möchte aus meiner Erfahrung im PSD ergänzen, daß auch die Abhängigkeit von fachärztlichen Stellungnahmen hinsichtlich der Lenkerberechtigung, welche auf Ersuchen des Amtsarztes abgegeben werden, die Compliance vieler Patienten erhöht. Was die Schichtabhängigkeit betrifft, so habe ich die Erfahrung gemacht, daß die medikamentöse Compliance bei Mittel- und den seltenen Oberschichtangehörigen in eher geringerem Ausmaß gegeben ist. Möglicherweise spielt hier auch der Statusunterschied eine Rolle, weil ja nachgewiesen ist, daß die Compliance zunimmt, je höher der Status des Informierenden ist (22).

Die sogenannten Unterschichtangehörigen überraschen mich hingegen immer wieder durch die Verläßlichkeit, mit der sie meinen Anordnungen, besonders was die Terminisierung und die Pünktlichkeit ausmachen, nachkommen.

2. Das Alter des Patienten scheint mir kein relevantes Kriterium zu sein, allerdings ist zu ergänzen, daß gerontopsychiatrische Patienten nicht die Klientel des PSD darstellen - von psychiatrischen Patienten in Landespensionisten- und -pflegeheimen abgesehen.

3. Die Bezugsgruppe des Patienten erachte ich für das Erzielen einer hohen Compliance für besonders wesentlich. Auch in der Literatur wird die Wichtigkeit der Angehörigen für eine regelmäßige Medikamenteneinnahme betont (26), wie ja überhaupt die Rolle der Angehörigen auch in unserer Sektorpsychiatrie im Zunehmen ist. So besteht seit kurzem neben der bereits bekannten HPE (Hilfe für Psychisch Erkrankte) eine Angehörigenvereinigung für das Weinviertel, welche aus einer expertendominierten (16) Angehörigengruppe hervorgegangen ist, welche mehrere Jahre im Psychosozialen Zentrum Mistelbach gelaufen ist. Die Identität von Spitalspsychiater und nachbetreuendem Arzt hat dazu geführt, daß fast alle Angehörigen der laufend betreuten Patienten dem Nachbetreuungsteam bekannt sind, auch immer wieder zusammen mit dem Patienten in die Beratungsstelle kommen, und oft gerade zu den Angehörigen eine sehr tragfähige Beziehung aufgebaut werden kann. Daß dadurch die Compliance erhöht wird ist trivial, andererseits aber gerade auf Grund des Strukturprinzips der "unité" erst in diesem Ausmaß möglich.

4. Dem Arztverhalten und der Arzt-Patient-Interaktion wird in der Literatur besondere Beachtung gewidmet (12). Gesichert scheint zu sein, daß Zufriedenheit mit der bestehenden Beziehung zum Arzt mit einer höheren Compliancerate korreliert (30). Betont wird immer wieder, daß der Arzt von sich aus, vor allem über seine medikamentösen Verordnungen informieren sollte. Andererseits ist aber auch bekannt, daß ca. 50 - 60 % der gegebenen ärztlichen Information nach einer Konsultation nicht mehr erinnerlich sind (21). Die Information sollte in einer "entspannten" Atmosphäre gegeben werden (23), um einen angstfreien Informationszugang zu gewährleisten, welcher dann auch eine höhere Effizienz aufweist.

Die Einstellung des Arztes ist meines Erachtens grundsätzlich wichtig. Wir alle wissen, daß uns gerade unsere psychotischen Patienten mit hoher Sensibilität beobachten und wahrnehmen. Wenn man längere Zeit mit schizophrenen Patienten psychotherapeutisch gearbeitet hat, ist man immer wieder erstaunt über das Ausmaß richtiger Beobachtungen, welche die eigene Person betreffen. Kein Wunder, daß Nicht-Befolgung auch als Verhaltensreaktion des Patienten auf die vom Patienten empfundenen negativen Gefühle des Arztes auftreten kann (35). Der Patient nimmt die negativen Gefühle und Einstellungen des Arztes wahr und reagiert mit Non-Compliance. Gerade das "Feindliche" in der Wahrnehmung des Arztes findet seine Entsprechung im Selbstbild des "Non-Compliers", der sich feindlicher gegenüber dem Arzt einschätzt als der Befolger - ein Mechanismus, welcher u.a. bei paranoiden Schizophrenen zu beobachten ist (40), und den Moeller in anderem Kontext als die "arztvermeidende Haltung" bezeichnet hat (29). Es ist leicht möglich, daß der Patient die therapeutische Beziehung abbricht, was vor allem bei Patienten vorkommt, welche ein "vermehrtes Maß an Skepsis gegenüber Mitmenschen haben und zu einer Verleugnung regressiver Bedürfnisse neigen" (39).

Es sei mir an dieser Stelle ein Einschub zur psychoanalytischen Sicht der Arzt-Patient-Beziehung gestattet.

Die grundsätzliche Frage, ob es erlaubt ist, psychoanalytische Konzepte, welche aus dem "reinen" setting der analytischen Situation gewonnen worden sind, auf Alltagssituationen und die Beziehung Arzt-Patient in der psychiatrischen Nachbetreuung zu übertragen, möchte ich positiv beantworten - in Übereinstimmung mit Autoren wie Kemper und Kernberg u. a. (17, 18, 6).

Gerade die Arbeitssituation innerhalb des PSD - der Arbeitsauftrag besteht in der Nachbetreuung aller Patienten, welche ein hohes Rückfallsrisiko aufweisen - erlaubt eine Auswahl von Patienten zur Nachbetreuung, welche nach Kriterien der Psychopathologie, der Schwere der Krankheit, sozialen Faktoren, aber auch nach Interessenslagen beim Betreuerteam und emotionalen Neigungen, wie sie im Begriffspaar "Übertragung-Gegenübertragung" zum Ausdruck kommen, erfolgt.

Es ist sicher ein Phänomen individueller und auch institutioneller Gegenübertragung gewesen, daß der überwiegende Anteil von Diagnosen der PSD-Klientel durch die Gruppe der Schizophrenien - mit 43 % - gegeben ist (15). Auch manisch-depressive und schizoaffektive Psychosen zählen zur bevorzugten Klientel der Nachbetreuung, wohingegen Alkoholiker, geistig Behinderte und gerontopsychiatrische Patienten eher eine "unbeliebte" Klientel darstellen. Natürlich lassen sich beliebig viele rationale Gründe dafür finden, daß letztgenannte Diagnosegruppen nicht so häufig betreut werden, ich glaube aber doch, daß die Gegenübertragung der Therapeuten hier sehr strukturierend wirkt.

Keine Frage, daß die Patienten das - bewußt und/oder unbewußt-wahrnehmen und die Compliance bei einem Patienten, welcher spürt, daß er vom Therapeuten geschätzt wird, ihn interessiert, höher liegt als bei einem eher "unsympathischen" Patienten.

Ich habe in der Literatur keinen Hinweis auf den Zusammenhang zwischen der Gegenübertragung des Therapeuten - im psychoanalytischen Sinn - und der Compliance des ambulanten psychiatrischen Patienten gefunden, und möchte festhalten, daß dieser Zusammenhang, mehr als bislang wahrgenommen, existiert.

Allerdings ist die Beschäftigung mit der Gegenübertragung in der psychoanalytischen Forschung ein Phänomen der letzten Jahrzehnte (9).

Ganz sicher ist es, daß die Struktur der "unité" den Therapeuten erlaubt, eine psychotherapeutisch wirksame, tragfähige Beziehungen zum Patienten aufzubauen, welche gelegentlich auch einmal die "Kränkung" einer stationären Einweisung aushalten muß. Wäre der Therapeut bei jeder Einweisung, bei jeder ambulanten Institution ein anderer, dann wäre es kaum möglich, Beziehungen aufzubauen, bei denen auch die Möglichkeit zum Bearbeiten von Konflikten dieser Art, welche für die Psychiatrie doch wesentlich sind, gegeben wäre.

Ich sehe auch keine Schwierigkeit in der Tatsache, daß in der Position des Sektorpsychiaters die Funktionen der Psychotherapie, Medikamentenverordnung und auch die Möglichkeit der sozialen Kontrolle in einer Hand vereint sind - solange man sich nur in reflektierender Haltung seiner Macht bewußt ist und den therapeutischen Prozeß einer ständigen kritischen Bearbeitung und auch Supervision unterzieht (27).

Ergänzend möchte ich festhalten, daß ich die Nachbetreuungsarbeit durchaus auch als einen psychotherapeutischen Prozeß ansehe - mit all jenen Elementen, welche von der klassischen Analyse übernommen worden sind, wie Neutralität, Empathie, Deutung, Klärung und Interpretation sowie einer ständigen Beachtung der Übertragungsbeziehung und der daraus resultierenden Reaktionen (11). Erst die "unité" mit ihrer Konstanz der Nachbetreuung erlaubt aber meines Erachtens nach, diesen Prozeß einzuleiten und auch aufrechtzuerhalten.

Systemtheoretische Aspekte sollen dabei nicht übersehen werden; wenn wir z.B. mit den Familien von psychotisch Kranken arbeiten und erleben können, wie die Einflußnahme auf Familienstrukturen dem Patienten oft mehr hilft als jede medikamentöse Verordnung - dann müssen wir zugeben, daß die rein individualistische Betrachtungsweise der Pathologie des Patienten in keinem Fall die optimale Betrachtungsweise ist.

Auch hier glaube ich, daß die Guggnger sektorisierte Psychiatrie besondere Möglichkeiten bietet; die Tatsache, daß im PSD auch Hausbesuche beider Teammitglieder gemeinsam (15) möglich sind, wurde von uns u.a. dafür benutzt, auch familientherapeutische Methoden zu erproben.

5. Das Nichtbefolgungsverhalten hängt weiters auch noch vom Inhalt der ärztlichen Anweisungen ab.

Ist die Komplexität und die Anzahl der Verordnungen hoch, dann ist eher Nichtbefolgung zu erwarten (34).

Wesentlich scheint hier auch das Sprachverhalten zu sein, und das Bewußtsein des Arztes, daß seine Patienten möglicherweise nicht alles so verstehen, wie er es meint - auch im besten Glauben. Gerade schizophrene Patienten mit ihren produktiven Symptomen einerseits und ihren Basisstörungen im kognitiven Bereich andererseits blenden oft streckenweise ihre Wahrnehmung aus - wobei es für den informierenden Sozialpsychiater doch sehr wesentlich ist, solche Phänomene wahrzunehmen. Es ist für mich immer wieder beeindruckend, wie sehr z.B. chronisch halluzinierende Patienten, deren oftmaliges Pendeln zwischen Krankenhaus und extramuralen Einrichtungen ich miterleben und begleiten konnte, meine Erklärungen nicht verstehen, und andererseits aber doch wieder verstehen, wenn die Kommunikation auch nonverbal in einer Art erfolgt, daß sie von ihnen akzeptiert werden kann.

Informationen zur Arzneimittelwirkung sollten einen großen Teil der therapeutischen Arbeit einnehmen (23). Im Gegensatz zu der Auffassung vieler praktizierender Kollegen

(28) ist die Compliance nicht einmal so sehr durch negativ empfundene Nebenwirkungen wie z.B. die Akathisie zu beeinflussen, sondern vielmehr durch die positiv empfunden Hauptwirkung der Psychopharmaka (23). Es ist daher Aufgabe des Arztes, diese Wirkungen immer wieder besonders hervorzuheben. Andererseits hat auch die Verordnungspraxis (33) einen wesentlichen Einfluß auf die Compliance, weil nachgewiesen ist, daß die Nicht-Befolgung mit der Zahl der verordneten Tabletten zunimmt (22). Man sollte sich also in der Nachbetreuung auf die unbedingt notwendige Medikation einschränken.

Ich selbst habe im Lauf der Jahre immer wieder versucht, Patienten zu einem Verhalten zu bringen, welches in der Literatur als "Selbstmedikation" und auch "Selbstadministration" (31) bezeichnet wird. Letztlich heißt das, daß der schizophrene Patient bei Wahrnehmung seiner Störungen imstande sein sollte, sich selbst Medikamente "zu verordnen" - und es sollten jene sein, welche der behandelnde Arzt als adäquat ansieht.

6. Wesentlich entscheiden über Befolgung oder Nichtbefolgung auch noch die "Konzepte", welche bei Arzt und Patienten bzgl. der Krankheit, der Notwendigkeit ihrer Behandlung und der Möglichkeit dazu vorliegen. In der Literatur wird die Summe dieser Konzepte als "health-belief" (1) bezeichnet, von welcher die Inanspruchnahme des Gesundheitswesens abhängig ist; sie umfaßt u.a. das Ausmaß der wahrgenommenen Anfälligkeit für eine Krankheit, den angenommenen Schweregrad ihrer Auswirkungen und den möglichen Nutzen einer jeweiligen Gesundheitsmaßnahme (12). Dabei ist auch wichtig, wem der Patient die Möglichkeit zuschreibt, ihm zu helfen - subsumiert unter dem Begriff "health locus of control" (37) sich selbst oder "mächtigen Anderen", oder ob er alles in einer fatalistischen Haltung dem Schicksal überläßt. Es ist Aufgabe des nachbetreuenden Therapeuten, diese inneren Konzepte zu erfahren, zu bearbeiten und - wenn möglich - auch zu ändern. Es hat sich meiner Ansicht nach als äußerst günstig erwiesen, z.B. im Bearbeiten von Krankheitskonzepten schizophrener Menschen von Sensibilität und "Verletzlichkeit" (13,38) zu sprechen; diese Bezeichnungen sind allemal leichter anzunehmen als die z.B. Etikettierung durch den Begriff "Schizophrener Defektzustand".

Vor allem soziologisch orientierte Autoren (14,33) legen Wert auf den Aspekt der Erwartungen, welche Arzt und Patient wechselseitig aufeinander richten. Das traditionelle Konzept der Krankenrolle - wie bei Davis (7) - scheint bei psychisch Kranken nicht anwendbar zu sein. Gerade bei diesen Patienten ist die Einsicht in ihr Krankheitsgeschehen oft nur in geringem Ausmaß, wenn überhaupt, vorhanden. Auch scheint das subjektiv erlebte Krankheitsbild das Ausmaß von Behinderung und Störung, sowie das Kommunikationsverhalten und auch die Kooperationsmöglichkeit des Patienten zu beeinflussen. Wesentlich für das Auftreten von Compliance erscheint den oben genannten Autoren (14), daß der Arzt seine Verhaltenszumutungen an den Patienten dergestalten äußert, daß dem Patienten seine Rolle - eben die des psychiatrischen Patienten - klar ist.

Ich habe nun in einem relativ weiten Bogen - unter Berücksichtigung der mir zur Verfügung stehenden Literatur - die Faktoren, welche die Compliance psychiatrischer Patienten und ihr Krankheitsverhalten beeinflussen, im Hinblick auf die sektorisierte Psychiatrie der NÖ Landesnervenklinik Gugging diskutiert.

Zusammenfassend möchte ich aufzeigen, wodurch -wie ich glaube- die "unité des soins" wirkt:

Arzt und Sozialarbeiter kennen im Idealfall den Patienten von der ersten Aufnahme her. Sie haben im Laufe der Nachbetreuung das familiäre Umfeld, das Netzwerk, welches dem Patienten zur Verfügung steht, seine berufliche Situation - so vorhanden - und die Schwankungen in seiner Psychopathologie kennengelernt. Sie wissen, daß dieser - in akuten Phasen verwirrte und "verrückte" Mensch in besseren Zeiten ganz anders sein kann. Sie kennen ihn - so vermessen das klingen mag - auch als fast "Normalen". Sie haben ihn im Laufe seiner Krankengeschichte begleitet und im Rahmen des psychotherapeutischen Prozesses im idealsten Fall intrapsychische Strukturänderungen erzielen können. Wenn auch dieser hohe Anspruch nicht immer erfüllt werden konnte, so haben sie doch zumindest seine Einsicht und seine Kooperation erhöht. Was die Medikamente betrifft, so haben sie im besten Fall eine adäquate "Selbstmedikation" erzielen können - im schlimmsten Fall konnte doch das Ausscheren aus der Nachbetreuung, ein Absetzen der Medikation u.a. auf ein Minimum reduziert werden. Dies alles war durch die Konstanz der Nachbetreuung die "unité des soins" - möglich, und auch durch die Tatsache, daß die Therapeuten die Möglichkeit hatten, zu Hause vorbeizuschauen - und weil sie sich, ganz im Gegensatz zur üblichen medizinischen Versorgungspraxis, auch um den sozialen Bereich gekümmert haben.

Literatur

1. Becker, H. (1984): Die Bedeutung der subjektiven Krankheitstheorie des Patienten für die Arzt-Patient-Beziehung. Psychother. med. Psychol 34: 313 - 321
2. Bell, V. et al. (1988): Verlauf der ambulanten Nachbehandlung ersteingewiesener psychiatrischer Patienten. Nervenarzt 5: 240 - 243
3. Blackwell,B.(1973): Drug therapy: patient compliance. New Engl. J. Med. 289: 249
4. Ciompi, L. (1981): Wie können wir die Schizophrenen besser behandeln? Eine Synthese neuer Krankheits- und Therapiekonzepte. Nervenarzt 52: 506 - 515
5. Concalves, N. (1978): "Schwund" bei ambulant behandelten Schizophrenen. Nervenarzt 49: 58 - 64
6. Danzinger, R. Pakesch E. (1980:) "Psychoanalyse und Gemeindepsychiatrie" in "Psychoanalyse als Herausforderung" Hrsg: Gastager. VWGÖ 1980

7. Davis, M. S. (1971): Variations in patients-compliance with doctors-orders; medical practice and doctor-patient interaction. Psychiatr.Med.2: 31
8. Downig et al.(1975): Factors influencing dosage deviation and attribution in placebo-treated neurotic outpatients. J. Psych. Res.12: 239
9. Eichberger, G. (1985): Probleme der Gegenübertragung. Bulletin der Wiener Psychoanalytischen Vereinigung 1/85: 22 - 52
10. Eichberger, G. (1985): Die Entwicklung des Psychosozialen Dienstes in Ostniederösterreich - ein Beitrag zur "erlebten Geschichte" in Marksteiner A, Danzinger R (Hrsg): "Gugging Versuch einer Psychiatriereform". AVM 1985: 164 - 178
11. Greenson, R. R. (1981): Technik und Praxis der Psychoanalyse. Klett Cotta, 3. Aufl.,Bd. 1, 1981
12. Hasenbring, M.,Ahrens, St. (1986): Zur Arzt-Patient-Beziehung in der ambulanten medizinischen Versorgung. Psychoth., med. Psychol 36: 274 - 283
13. Häfner, H. (1988): Ist Schizophrenie eine Krankheit? Nervenarzt 60: 191 - 199
14. Hermann, U. (1979): Medizin-soziologische Analyse der Einflußfaktoren auf "Compliance".Nervenarzt 50: 102 - 108
15. Katschnig, H., Eichberger, G., Herles, J. (1981): A Comparison of two types of ambulatory psychiatric services. Paper presented at "The lst European Conference on Psychotherapy research. Trier 1981
16. Katschnig, H., Konieczna, T.,(1989): Was ist in der Angehörigenarbeit wirksam? Eine Hypothese. In Böker u.Brenner (Hrsg): Schizophrenie als systemische Störung. Hans Huber 1989: 315 - 328
17. Kemper, W. (1969): Übertragung und Gegenübertragung als funktionelle Einheit. Jahrbuch der Psychoanalyse 6/1969: 593 - 626
18. Kernberg, 0. (1981): Zur Theorie der psychoanalytischen Psychotherapie. Psyche 35: 673 - 704
19. Köppelmann-Baillieu, M. (1979): Gemeindepsychiatrie. Erfahrungen mit einem Reformmodell in Frankreich. Campus, 1979
20. Levine B. A., Moss, K. C., Ramsey, P. H., Fleissman, R. A. (1978): Patient compliance with advice as a function of communicator expertise. J.Soc.Psychol. 104: 309 - 310
21. Ley, P. (1979): Memory for medical information. British J.of Social and Clinical Psychology 18: 245 - 256
22. Linden, M. (1979): Therapeutische Ansätze zur Verbesserung von "Compliance" Nervenarzt 50: 109 - 114
23. Linden, M. (1987): Negative vs. positive Therapieerwartungen und Compliance vs Non-Compliance. Psychiatr.Praxis 14: 132 - 136
24. Lipman, R. S. et al.(1965): Neurotics who fail to take their drugs. Brit. J. Psychiat. 111: 1043 - 1049

25. Luderer, H.-J. (1989): Kenntnis von Diagnose und medikamentöser Behandlung bei psychisch Kranken. Nervenarzt 60:213 - 219
26. Mantonakis, J..et al.(1985): A scale for detection of negative attitudes towards medication among relatives of schizophrenic patients Acta psychiatr. scand. 71: 186 - 189
27. Meissel, Th. (1989): Psychological effects of psychopharmaka. Vortrag im Rahmen d. 29. Internationalen Gerald-GrinschglSymposium PULA 1989
28. Meyer, J. E. (1984): Die Therapie der Schizophrenie in Klinik und Praxis. Nervenarzt 55: 221 - 229
29. Moeller, M. L. (1972): Krankheitsverhalten bei psychischen Störungen und die Organisation psychotherapeutischer Versorgung. Nervenarzt 43: 351 - 360
30. Möntmann, V. (1977): Einstellungsmessungen zum Einnahmeverhalten. In: Patienten Compliance. Weber E.,Gundert-Remy U, Schrey A: (Hrsg).Baden Baden. Witzstock 1977.
31. Naumann, D. (1977): Compliance-Non Compliance. Die Nichteinnahme vom Arzt verordneter Medikamente. Werkstattschriften zur Sozialpsychiatrie Heft 17. Deutsche Ges. f. soz. Psychiatr.
32. Pan, P. C.,Tantam, D. (1989): Clinical characteristics, health beliefs and compliance with maintenance treatment: a comparison between regular and irregular attenders at a depot clinic. Acta Psychiatr Scand 79: 564 - 570
33. Reichwald-Dietzsch (1980): Soziale Aspekte des ärztlichen Verordnungsverhaltens. Tägliche Praxis, 24: Heft 4, 741 - 754
34. Schmädel, D. (1976): Nichtbefolgung ärztlicher Anordnungen. Med.Klinik 71: 1460 - 1466 (Nr.36)
35. Shapiro, K., McClelland, H. A., Griffiths, N. R., Newell, D. J. (1970): Study on the effects of tablet colout in the treatment of anxiety states. Br. Med. J. 1970 II: 446 - 449
36. Van Putten, T. (1974): Why do schizophrenic patients refuse to take their drugs? Arch. Gen. Psychiatry 31: 67
37. Wallston, K. A., Wallston, B. S. (1981): Health locus of control scales. In: Lefcourt H L (Hrsg): Research with the locus of control-construct. Vol 1, Academ.Press, New York: 189 - 243
38. Wallace, Gh. J. (1984): Community and interpersonal functioning in the course of schizophrenic disorders. Schizophrenia Bulletin Vol 10, NO 2: 233 - 257
39. Wälti, J.,Kolb, H. J. und Willi, J. (1980): Welche Patienten brechen eine psychiatrische Behandlung ab? Nervenarzt 51: 712 - 717
40. Wilson, und Enoch, (1967); Estimation of drug rejection by schizophrenic inpatients with analysis of clinical factors. Br. J. Psychiatr. 113, 209
41. Wilder, J. F.,Plutchnik, R., Gonte, H. R. (1977): Compliance with psychiatric emergency room referrals. Arch. Gen. Psychiatry Vol 34, Aug 1977: 930 - 933

Dr. Gerd Eichberger
NÖ Landesnervenklinik Gugging 3400 Klosterneuburg-Gugging   Hauptstraße 2

Kombination von Psychotherapie mit Psychopharmaka

M. Feichtinger

Die Fragestellung, ob Psychotherapie und Medikamentenverordnung in einer Hand vereinbar sind, erinnert an folgende Anekdote: Zwei fromme, geistliche Brüder, beides Raucher, haben sich entschlossen in ein Kloster einzutreten. Sie fürchten um ihren Rauchgenuß und entschließen sich, den Abt zu befragen. Der erste wendet sich an den Abt und fragt: "Ehrwürdiger Vater, ist es gestattet, daß ich während des Betens auch rauche?" Der Abt blickt ihn streng an und erwidert, dies würde die Andacht stören und sei daher unter keinen Umständen zu erlauben. Bedrückt zieht sich der Mönch zurück und trifft am nächsten Tag im sonnigen Klosterhof seinen Freund genußvoll rauchend an. "Um Gottes Willen," erstaunt er sich, "was hast Du nur angestellt um die Erlaubnis zu bewirken?" Der andere erzählte: "Gestern ging ich zum Abt und sagte: 'Ehrwürdiger Vater, ich bin ein frommer und gottesfürchtiger Mann und aus Liebe zu unserem Herrn in dieses Kloster eingetreten. Sagt mir, darf ich auch während des Rauchens zu Gott beten?' Der Abt antwortete: 'Natürlich, auch während des Rauchens könnt Ihr zu Gott beten.'"

In ähnlicher Weise befällt uns eher ein Unbehagen bei der Frage, ob während einer psychotherapeutischen Behandlung auch Psychopharmaka verordnet werden können, als bei der umgekehrten Fragestellung, ob gleichzeitig zu einer Medikamentenverordnung auch Psychotherapie durchführbar ist.

Im Bundesland Salzburg hat sich durch die Möglichkeit der Kostenübernahme einer psychotherapeutischen Behandlung nach dem Behindertengesetz die schwierige gutachterliche Situation ergeben, daß einerseits etwa 90 % der Ansuchenden der Kategorie der schweren psychotischen Erkrankung zuzuordnen sind, also im üblichen Sinn absolut keine klassische Indikation zu einer Psychotherapie darstellen, andererseits bei dem Ausmaß des menschlichen Leidens in dieser diagnostischen Kategorie nicht zu verantworten ist, eine psychotherapeutische Maßnahme zu verweigern.

In den letzten Jahren hat sich Definition und Einteilung der psychischen Krankheiten erheblich verändert. Auch die WHO definiert psychotische Störungen nicht durch Zugehörigkeit zu einer der klassischen diagnostischen Kategorien wie Schizophrenie, manisch-depressives Kranksein oder Paranoia, sondern definiert sie als krankhafte Zustände, in denen die Beeinträchtigung der psychischen Funktionen ein so großes Ausmaß erreicht, daß dadurch Einsicht und Fähigkeit, einigen der üblichen Lebensanforderungen zu entsprechen, oder der Realitätsbezug erheblich gestört sind. Bei der Psychose handelt es sich laut WHO um keinen exakten oder genau definierten Begriff.

Ebenso hat sich die Einteilung in endogen und exogen aufgelöst, vor allem auch in ihrer therapeutischen Implikation, nämlich, daß die endogen Erkrankten einer medikamentösen Therapie bedürfen, während bei exogenen Erkrankungen psychotherapeutische Maßnahmen indiziert sind.

Die Auflösung dieser klassischen diagnostischen Kategorien und der Unterteilung in endogen oder exogen führt zu einer stärkeren Durchmischung der therapeutischen Methoden, also im wesentlichen der Psychotherapie, des sozialtherapeutischen Managements und der medikamentösen Behandlung.

Wir wissen mittlerweile auch, daß wir mit den Psychopharmaka nicht Geisteskrankheiten behandeln, sondern Symptome und Syndrome.

Die Bedeutung einer Behandlungsmethode in einem integrierten Therapiekonzept läßt sich nach Aufschlüsselung der Klientel entsprechend der Art und dem Schweregrad der Symptomatik durchführen. Die psychiatrische Klientel läßt sich zu diesem Zweck in 3 Gruppen einteilen:

1. Leichte Störungen, bei denen die energetische Besetzung des Selbst, die integrative Funktion des Ich und damit die wesentlichen psychischen und psychosozialen Funktionen erhalten bleiben. Dazu zählen etwa Neurosen, Persönlichkeitsstörungen, Konfliktreaktionen, Krisen in Partnerbeziehungen, geringfügige Störungen im sozialen Bereich wie etwa Abbruch von Berufsausbildung, gelegentliche Arbeitslosigkeit, Symptome mäßiggradiger sozialer Isolation, leichte psychosomatische Störungen und ähnliches. Sofern das therapeutische Potential der persönlichen Beziehungen oder der natürlich gewachsenen sozialen Strukturen zur Problemlösung nicht ausreicht, wendet sich diese Gruppe erfahrungsgemäß vorwiegend an Beratungsstellen oder an freiniedergelassene Psychotherapeuten, sei es unter dem Titel einer Beratung, einer psychotherapeutischen Behandlung oder sei es in Form von Selbsterfahrung, Ausbildung und Fortbildung, Persönlichkeitsentwicklung oder Training. Wenn das mit diesen Störungen verbundene Leid auch beträchtlich sein mag, so ist es dem Krankheitswert nach im Sinne der Krankenversicherungen umstritten.

2. Mittelgradige Störungen, die eine erhebliche, kurz- bis mittelfristige psychische, psychosoziale oder psychosomatische Symptomatik mit sich bringen. In dieser Gruppe finden wir die phasen oder episodenhaft auftretende Symptomatik vom Typ der Psychosen, Sucht, Alkoholismus, psychosomatische Störungen, die zu längeren oder häufigeren Kran-

kenständen führen, mit einer wesentlichen Einschränkung der Arbeits- und Genußfähigkeit. In diese Kategorie fallen aber auch schwerwiegende psychosoziale Symptome des Verlustes der sozialen Integration, wie längerfristige oder häufige Arbeitslosigkeit, Delinquenz oder schwerwiegende Krisen im Rahmen von Scheidungen, Trennungen und Regelungen von Pflege-, Sorge- und Besuchsrecht. Diese Gruppe wendet sich meist freiwillig an den niedergelassenen Arzt und Facharzt, kommt in psychiatrischen Fachabteilungen zur Aufnahme und füllt die amtlichen Stellen wie Arbeits-, Sozial- und Jugendamt oder fällt teilweise bei Gericht an.

3. Schwerwiegende Störungen mit häufig wiederkehrendem oder dauerhaftem Verlust der Selbststruktur und der integrativen Ich-Funktionen im Sinne von chronischen Psychosen, schwerwiegende und dauerhafte psychosoziale Verwahrlosung mit den Symptomen der Obdachlosigkeit - Dauerarbeitslosigkeit oder des völligen Verlustes der sozialen Beziehungen. Dieses Klientel ist vorwiegend in Betreuung klinischer oder sozialpsychiatrischer Betreuungseinrichtungen.

Nach der Aufschlüsselung in diese 3 Kategorien wird es sichtbar, daß die Frage nach der Methodenwahl in der extremen Form des entweder Psychotherapie oder Medikamentenverordnung nur an den beiden Enden des breiten Spektrums der Erkrankungen auftreten kann. Auf der einen Seite steht die unumstrittene und übliche Behandlung mit psychotherapeutischen Methoden, auf der anderen Seite die ebenso unbestrittene Behandlung schwerer psychotischer Symptome mit Psychopharmaka. Der weitaus größte Anteil des Spektrums wird von einer Gruppe eingenommen, bei der eine Kombination verschiedener Methoden durchgeführt wird, sei es durch Entscheidung der Patienten selber, sei es durch Entscheidung des jeweils zugezogenen Therapeuten oder Arztes.

Die Thematik der Methodenkombination beinhaltet die Frage des Selbstverständnisses und der Funktion der verschiedenen in der Sozialpsychiatrie arbeitenden Berufsstände, deren Kommunikation miteinander und die Frage des Krankheitsbegriffes. Die intrapsychischen Strukturen, deren körperlichen Äquivalente, die interpersonalen Beziehungsmuster, sowie die sozialen, politischen und ideologischen Strukturen entsprechen einander und bedingen sich gegenseitig. Diese Strukturen sind Erscheinungsformen der Objektbeziehungsmuster in verschiedenen systemischen Zusammenhängen oder menschlichen Seinsbereichen. So wie bei der Entstehung der Objektbeziehungen eine Art Quantensprung von der interpersonalen Ebene der Interaktion mit den primären Bezugspersonen in das intrapsychische System zu verzeichnen ist, so manifestieren sich diese Objektbeziehungen wieder durch Anwendungen oder Auswirkungen auf soziale Strukturen, auf Ideologien, wobei auch der Wissenschaft der Stellenwert einer Ideologie eingeräumt werden muß, in der Beziehung zum eigenen Körper, zu den Gegenständen des materiellen oder ideellen Besitzes, im konkreten Fall auch auf die Frage Psychotherapie oder Therapie mit Psychopharmaka.

Die Konflikte der Berufsstände oder Institutionen untereinander zeigen die Dynamik und die Eigenheiten einer Neurose bzw. Psychose auf institutioneller Ebene, während die Entsprechungen der Neurose bzw. Psychose auf der sozialen Ebene die Symptome der Armut, Arbeitslosigkeit, Obdachlosigkeit oder anderer sozialer Leiden sind.

Der Konflikt, durch den das ausschließende Entweder-Oder entsteht, scheint eher bei den Therapeuten beheimatet zu sein als bei den Patienten. Die Patienten lösen diese Frage der Methodenkombination offenbar mit größerer Flexibilität als die Therapeuten.

Wenn also eine Kombination der verschiedenen Behandlungsmethoden ohnedies vom Großteil der Patienten ausgewählt wird, dann taucht die Frage auf, durch welche Faktoren die Schwierigkeiten bei der Kombination verschiedener Methoden auf der Seite der Therapeuten verursacht werden.

Sofern wir den psychodynamischen Aspekt betrachten, können wir bei den psychischen Störungen das Phänomen feststellen, daß sich umfangreiche emotionsgeladene und mit hohen Energiebeträgen besetzte Gebilde aus Gedanken, Phantasien und Triebregungen sich aus dem Verband der Persönlichkeit lösen und entweder aus der Verdrängung heraus Symptome erzeugen, oder bei Fehlen einer integrierenden Instanz wie z.B. bei einer psychotischen Störung, ein massives Eigenleben entwickeln. Behandlungskonzepte, die dieser Fragmentierung oder Gefahr der Fragmentierung der Persönlichkeit nicht Rechnung tragen, bringen das Risiko mit sich, daß durch die Vielfalt der verschiedenen, in die Behandlung einbezogenen Personen, diese Fragmentierung noch weiter vorangetrieben wird. Die Gefahr der Fragmentierung bei der Behandlung ist personen- und nicht methodenbezogen. Diese Gefahr läßt sich ebenso für die Kommunikation zwischen Zentralklinik und extramuralen Einrichtungen feststellen, für die Beziehung zwischen den Berufsständen in der Psychiatrie oder für das Phänomen der häufig wechselnden Bezugspersonen im Spitalsbetrieb. Diese Tatsachen sprechen für die Notwendigkeit konstanter Bezugspersonen, die eine integrierende Funktion ausüben können.

Die ganz konkrete Frage der Kombination von Psychotherapie und Psychopharmaka ist gleichzeitig die Frage nach der Vereinbarkeit zweier konträrer therapeutischer Weltanschauungen, der Vereinbarkeit zweier sich widersprechender Krankheitsbegriffe, zweier gegensätzlicher Auffassungen über Berufsidentität, Patientenrolle und therapeutische Strategie.

Die Begegnung dieser zwei Denkmodelle findet nicht nur bei der Behandlung von Patienten statt, sondern ebenso auf gesellschaftlicher Ebene und ist somit eine Kulturgeschichte gegensätzlicher Begriffswelten und Menschenbilder. Auf der einen Seite steht die Weltanschauung der empirischen Naturwissenschaft, die Berufsrolle des naturwissenschaftlich ausgebildeten Arztes und der medizinische Krankheitsbegriff. Die Therapie setzt eine Diagnose voraus, also eine Einordnung in eine abstrakte Kategorie und strukturiert dadurch die Interaktion Arzt-Patient in Form eines rollengebundenen Interaktionsmusters und erlaubt nicht die Vielfältigkeit der Interaktion in einer psychotherapeutischen Behandlung, die eine Einschränkung des Interaktionsmusters durch diagnostische Kategorien vermeidet. Ruf der anderen Seite steht der Beruf des zumindest bis vor kurzer Zeit noch geisteswissenschaftlich ausgebildeten Psychologen, ein Krankheitsbegriff, der den Patienten zum Teil eines kranken Systems macht und somit den Symptomen eine Funktion zuschreibt. Krankheit und Patient sind eine Einheit im systemtheoretischen Sinn, in die bei der Behandlung auch der Therapeut einbezogen wird, die Behandlung der Patienten zielt auf eine Änderung der systemischen Gesamtstruktur ab. Eine ähnliche Form des Krankheitsverständnisses besteht z. B. auch in der Homöopathie oder in medizinischen Modellen anderer Kulturen. Im ersten Modell greift der Therapeut gleich einem Chirurgen mit drastischen Mitteln ein, handelt am Patienten wie an einem Objekt, verlangt und benötigt ein geringeres Ausmaß an Kooperation, weniger aktive Teilnahme an der Heilung und vor allem keine Bewußtheit von Seite des Patienten, eine Autonomie des Patienten ist eher hinderlich, der Angriffspunkt der Behandlung ist auf der materiellen Ebene im physikalischem Sinn, das therapeutische Agens ist ein Medikament, also physikalisch chemisch beschreibbar.

Der Ansatzpunkt im zweiten Modell liegt auf der psychologischen Ebene, das Objekt ist also primär nicht sichtbar, nicht meßbar oder wägbar im physikalischem Sinn, ebenso wenig wie das therapeutische Agens. Der Therapeut verlangt ein hohes Ausmaß an Kooperation und aktive Teilnahme an der Heilung, erfordert Bewußtheit oder Kognition von Seiten des Patienten, der Patient ist nicht Objekt sondern selber handelndes Subjekt, ein Symptom wird nicht primär bekämpft, sondern aufgegriffen und einbezogen.

Wie lassen sich diese Gegensätze in einer Person vereinen?

Der Eindruck der Gegensätzlichkeit entsteht durch die Tatsache, daß sich der Krankheitsprozeß in verschiedenen systemischen Zusammenhängen oder verschiedenen Daseinsebenen vollzieht und jede dieser Daseinsebenen, körperliche, psychische oder soziale, eine Eigengesetzlichkeit besitzt, die sich mit der Eigengesetzlichkeit auf einer anderen Daseinsebene nicht widerspricht, aber durch die Zugehörigkeit zu einem anderen systemischen Zusammenhang davon getrennt ist. Das Beispiel dieses systemischen Quantensprunges ist der Physik entnommen, wo Materie und Energie ein und dasselbe sind, in zwei verschiedenen Erscheinungsformen, die sich ineinander umwandeln lassen und die Gesetzlichkeiten der einen Form mit den Gesetzlichkeiten der anderen Form nicht interferieren.

Jede Methode hat ihren Indikationsbereich in einem systemischen Zusammenhang, der die Anwendung anderer Methoden auf anderer Ebene nicht ausschließt. Die Verwirrung, die durch die Fragestellung entweder Psychotherapie oder Psychopharmaka entsteht, ist Folge der Ideologisierung einer Behandlungsmethode, die aus einem konkreten Anwendungszusammenhang gerissen und verabsolutiert wird. Damit ist diese Dichotomie ein durch den Therapeuten ausgelöster Artefakt, bedingt durch die eindimensionale Ausbildung der Berufsgruppen Arzt, Psychotherapeut oder Sozialarbeiter. Wenn sich die betroffenen Berufsgruppen von diesen Ideologien und wissenschaftlichen Glaubensbekenntnissen frei gemacht haben, ist auch die Handlungsfreiheit geschaffen mit der Kombination der Methoden geschickter umzugehen. Wenn die Kompetenz zur Wahl der geeigneten Methode erhalten bleiben soll, so muß von einer ideologischen Bewertung Abstand genommen werden, und das Ziel einer Behandlung ins Auge gefaßt werden. Ziel ist die Wiederherstellung eines Zustandes, den wir Gesundheit nennen, die Beseitigung von Leidenszuständen, die Wiederherstellung der Glücks- und Handlungsfähigkeit auf intrapsychischer, interpersonaler und sozialer Ebene. Voraussetzung zur Durchführung dieser Synthese sind Wissen, Ausbildung und Erfahrung in beiden Methoden. Sowohl in der theoretischen Diskussion um diese Thematik als auch in den praktischen Auseinandersetzungen, wie z.B. im Rahmen der Diskussionen um das Psychotherapiegesetz oder der Facharztausbildung, finden sich Parteien konfrontiert, die Ausbildung und Erfahrung in jeweils nur einer therapeutischen Dimension haben. Die endlose Kette von Mißverständnissen und Unvereinbarkeiten verwundert daher nicht. Eine Anekdote soll diesen Sachverhalt illustrieren:

Drei Therapeuten mit verbundenen Augen werden angewiesen, ein großes Fabelwesen namens Elefant für die Menschheit zu beschreiben. Der erste erfaßt das Ohr und verkündet: der Elefant ist flach, etwa wie weicher Karton, und läßt sich biegen und zusammenrollen. Der zweite faßt ein Bein und verkündet: der Elefant ist rund wie eine Säule, schwer und fest mit der Erde verwurzelt. Der dritte ergreift den Schwanz und beschreibt: der Elefant hat die Gestalt eines Seiles, ist beweglich wie dieses und trägt am Ende eine Art Quaste.

Wo frommer und vor allem fanatischer Glaube an eine therapeutische Ideologie das Wissen und die Erfahrung ersetzt, ist weder eine fruchtbare Diskussion zu führen, noch eine Synthese zu erwarten. Diese Spannungen entstehen häufig in den multiprofessionellen Teams der psychiatrischen Institutionen. Wo einzelne Therapeuten oder Berufsgruppen diese Synthese nicht vollzogen haben, dort werden in der Konfrontation die psychischen Energien freigesetzt, die zur Ideologiebildung verwendet werden und nach der Dynamik der individuellen Objektbeziehungsmuster verlaufen bzw. der psychischen Prozesse, die zur Aufrechterhaltung der psychischen Identität nötig sind.

Dort wo die Synthese glückt, wird die Arbeit zu einer Rechnung mit wenigsten bekannten Größen, noch immer schwer genug, aber doch möglich.

Bei dem Entschluß eines Arztes, einen Patienten zu einer Psychotherapie zu überweisen, oder eines Psychotherapeuten, einen Patienten zu einer Medikation zu überweisen, muß die gleiche Schwelle überschritten werden, in die eine oder andere Richtung. Die

Schwelle ist der Übergang in ein anderes System, eine Art Quantensprung, in den meisten Fällen ist es die Schwelle in ein Niemandsland, ein Sprung, der Angst erzeugt.

Es ist jedenfalls die gleiche Schwelle, die überschritten werden muß, wenn sich ein in beiden Methoden geschulter Therapeut zu einem Methodenwechsel entschließt.

Die Antwort zur Frage der Kombination bei Behandlung der Psychosen des manisch-depressiven, schizophrenen oder paranoiden Formenkreises zu geben, fällt leicht. Wahrnehmungsfähigkeit, Zugänglichkeit und damit Beeinflußbarkeit sind in diesen psychotischen Episoden in einem Ausmaß eingeschränkt, daß Informationen, die außerhalb dieses psychotischen Zusammenhanges liegen, vom Patienten nicht aufgenommen werden können. Damit ergibt sich die Notwendigkeit einer Therapie mit Psychopharmaka, die selbstverständlich psychotherapeutische oder psychosoziale Maßnahmen nicht ausschließt, sondern ganz im Gegenteil erst ermöglichen soll. Ein geschulter und erfahrener Psychotherapeut ist mit einiger Sicherheit in der Lage abzuschätzen, in welchem Ausmaß Erfahrungen, die in einem psychotherapeutischen Setting dargeboten werden, vom Patienten aufgenommen und in Handlungen umgesetzt werden können. Die Beurteilung der Zugänglichkeit, die Wahl der Behandlungsmöglichkeiten und deren Durchführung können durchaus in einer Hand vereinigt sein. Ist sie es nicht, so muß ein in der Psychopharmakologie nicht erfahrener Psychotherapeut die Entscheidung zu einer medikamentösen Therapie treffen und ist dabei auf Phantasie angewiesen, da er über deren Wirkung wenig konkretes Fachwissen hat. Umgekehrt ist der auf Therapie mit Psychopharmaka spezialisierte klinische Psychiater wiederum auf Phantasie angewiesen, wenn er die Entscheidung zu einer psychotherapeutischen Behandlung trifft und kann diese Entscheidung ebenfalls nicht aufgrund von Fachwissen und Erfahrung treffen. Die Entscheidung über die Indikation der verschiedenen Methoden kann von einem, in beiden Techniken erfahrenen Therapeuten in qualifizierter Form getroffen werden. Dies hat selbstverständlich Konsequenzen bei den Überlegungen hinsichtlich der Ausbildung zum Facharzt der Psychiatrie und hinsichtlich des Psychiatriegesetzes.

Ganz konkret kann die Erfahrung gemacht werden, daß Patienten, die zumindest hin und wieder eine medikamentöse Therapie benötigen, unnötigerweise in ein klinisch-psychiatrisches Abseits gedrängt und hinsichtlich Psychotherapie unterversorgt werden, ebenso aber gibt es eine nicht minder große Anzahl von Patienten, die in Beratungsstellen, am freien Psychotherapiemarkt oder auch in amtlichen Institutionen erfolglos behandelt oder betreut werden, weil eine medikamentöse Therapie nötig wäre. Die Entscheidung zur Indikationsstellung ist natürlich etwas anderes als die praktische Durchführung der Therapie.

Historisch gesehen ist die Skepsis gegenüber der Methodenkombination teilweise eine Folge des Einflusses der Psychoanalyse.

Als die Psychoanalyse noch die Königsdisziplin der Psychotherapie war, stand der Begriff der Bewußtheit als Ideal und Ziel im Vordergrund, ich erinnere an die Bemerkung Freuds: "Wo Es war soll Ich werden." Verständlicherweise ist diese Bewußtheit besonders schwer mit einer Psychopharmaka-Behandlung zu vereinbaren, gibt es doch wenig Beeinflussungen unserer Bewußtheit, die sich mit solch einer Macht und gleichzeitig solcher Subtilität vollziehen, als die Wirkung psychotroper Substanzen. Ein Patient kann die Wirkung eines Psychopharmakons von den Erfahrungen in der therapeutischen Beziehung nicht klar unterscheiden. Der Therapeut wird zu einem Mischbild aus Medikamentenwirkung und wahrgenommener Persönlichkeit.

Ein ähnliches Phänomen tritt z.B. bei einem Heurigenbesuch auf, wo das jeweilige Gegenüber in ähnlicher Form zu einer Mischform aus der Wirkung des konsumierten Getränks und der tatsächlichen Persönlichkeit wird. Am Tag nach der Ausnüchterung ergibt sich wieder das Bild nach Abzug der psychotropen Wirkung.

Ein Hin und Her in ähnlicher Form erlaubt dem Patienten auch, seine persönliche Wahrnehmung zu schärfen und die Mechanismen zu beobachten, die seine jeweiligen Beziehungen gestalten.

Eine andere Variation dieser Dynamik zeigt sich im Widerstand gegen die Behandlung psychotischer Zustände mit Neuroleptika oder auch Antidepressiva. Das Medikament wird als Eingriff einer anonymen Macht erlebt, die den letzten Rest der Bewußtheit einer ohnedies schon gefährdeten Identität bedroht und somit zu etwas ähnlichem wie der Auslöschung der Bewußtheit mit noch größerer Ohnmacht oder zum psychischen Tod schlechthin führt.

Diese Abwehr ist ein kennzeichnendes Phänomen bedrohter psychischer oder sozialer Strukturen. Es ist ident mit dem Phänomen der Abwehr in der Psychotherapie, aber auch ident mit der Abwehr bestimmter Berufsgruppen gegen Methoden, die nicht zufällig gerade die sind, die sie selbst nicht beherrschen. Wenn die psychische Identität durch das Ausüben einer Berufsrolle aufrecht erhalten wird, so entsteht selbstverständlich Angst, wenn die mit der Berufsrolle verbundene therapeutische Methode in Frage gestellt wird, umso mehr, je stärker die Identifikation mit der Berufsrolle ist und je ausschließlicher sie an eine Methode gebunden ist.

Der Schritt zu einer Methodenkombination und mehrdimensionalen Ausbildung könnte der nächste Schritt in der Entwicklung der Psychiatrie sein und sowohl zu einer problemloseren Behandlung der Patienten als auch der Kommunikation zwischen verschiedenen institutionellen Organisationsstrukturen führen.

Rollenfixierung und Wahnfixierung unter Psychopharmakatherapie

R. Schindler

Das Zeitalter der psychiatrischen Monomanien scheint seinem Ende zuzugehen und die sogenannten "spezifischen" Erklärungen für die großen Psychosen, insbesondere die Schizophrenie, haben sich als Reduktion auf einen Teilaspekt erwiesen. Es gibt weder ein schizophrenogenes Gen, noch eine schizophrenogene Hirnlokalisation, noch eine schizophrenogene Transmitterstörung, noch eine schizophrenogene Mutter. Also gibt es auch kein antipsychotisches oder antischizophrenes Medikament und keine antischizophrene Psychotherapie. Auch die Anti-Depressiva tragen ihren Namen zu Unrecht. Und doch ist an all diesen wissenschaftlichen Bemühungen, trotz ihrer Übersteigerung zur einseitigen Illusion, ein therapeutischer Wert unverkennbar, sobald man das Gewinnspiel der schwarz-weißen Argumentation und Globalstatistik verläßt.

Ein Beispiel: Ich habe in meiner klinischen Assistenzarzt-Zeit trotz, oder wegen meiner psychodynamischen Interessen auch im Auftrag von Prof. Kauders die ersten 115 Patienten untersucht, die in Wien wegen einer therapeutisch resistenten Schizophrenie oder vereinzelt auch Zwangsneurose, einer Gehirnoperation, der sogenannten präfrontalen Lobotomie - benutzt wurde die Methode nach Freeman und Watts - unterzogen wurden. Nach etwa 150 Fällen wurde diese Therapie wieder aufgegeben. Aber sie war weder sehr eingreifend, noch unwirksam. Unser klinisches Testlabor wies nach, daß kein intellektuelles Absinken festzustellen war, eher eine größere Verfügbarkeit der vorhandenen Intelligenz durch die eingetretene Beruhigung. Der große spanische Neurologe Egas Moniz hatte die Operation aus theoretischen Überlegungen gegen die Melancholie entworfen, als eine Art Befreiung des Arbeitshirns von der Hemmlast der Frontallappen. Tatsächlich tritt eine Art Distanzierung zur Zukunft ein, die Patienten leben nach der Operation zunächst augenblicksbezogener, unbekümmerter, alte Zwänge, Wahnideen, Ängste, ja selbst Schmerzempfindungen leben wie Erinnerungsfiguren neben ihnen und berühren sie scheinbar nicht mehr. Die Operation hielt aber genau das nicht, weshalb sie eingeführt und perhorresziert wurde: die Irreversibilität des Resultats. Die meisten der

Patienten fielen nach einer Remission von ein paar Monaten bis zu 2 Jahren wieder in ihr früheres Zustandsbild zurück. Und im Dokumentationsverlauf der späteren Krankengeschichten verschwand häufig die Operation als festzuhaltendes Ereignis überhaupt, die Lebensgeschichte-Krankengeschichte ging bruchlos über sie hinweg.

Aber es gab Ausnahmen. Zum Beispiel einen sehr gefährlich gewalttätigen, eifersuchtsparanoiden Bäckermeister, der vor der Operation seine Frau im Backofen zu verbrennen versucht hatte, seinen Vorarbeiter von hinten mit einem Beil angefallen hatte und sich selbst mit brennenden Zündhölzern in die Augen gestochen hatte, er blieb über 30 Jahre, bis zu seinem Tod an einer Altersleukämie vor wenigen Jahren, mein Patient, blieb in der Ehe mit seiner sehr tüchtigen Frau, arbeitete in seinem Betrieb wieder mit diesem und später mit andern Vorarbeitern zusammen, ging ordnungsgemäß mit Altersgrenze in Pension. Wir hatten zusammen mit seiner Frau eine Ehepaartherapie von 1 Jahr mit einer neuroleptischen Basiseinstellung durchgeführt, danach besuchte er mich nur von Zeit zu Zeit, berichtete mir dabei über paranoide Deutungen der Zeitereignisse und nahm seine Neuroleptika regelmäßig, aber nach seiner Dosierung. Er nahm Ehe, Treue, Vorarbeiter und Alkoholabstinenz mit Anerkennung der vernünftigen Vorzüge auf sich, sprach über die mafiösen Zusammenhänge der Welt und die Verderbtheit der heutigen Lehrlinge mit akademischer Abgehobenheit, wie zwischen 2 alternden Weisen, die wissen, daß daran nichts zu ändern ist, aber sich darüberstehend fühlen. Seine frühere Neigung zu Alkoholkrisen rationalisierte die neuroleptische Therapie als Lebertherapie, zuletzt favorisierte er auch tatsächlich Distraneurin und abendlich 1 Nozinan 25 mg. Er fuhr unfallsfrei sein Auto.

Einen ähnlich sozial erfolgreichen Therapieverlauf nahm ein Apotheker, der mit seiner aufopfernden Mutter zusammenlebte. Er war ihr einziges Kind, Vorzugsschüler bis zum Ende der Studien, dann zerbrach der Versuch einer Lebensgemeinschaft mit der ausbrechenden Psychose, er kehrte zur Mutter zurück, versuchte mehrmals sie umzubringen. Nach der Lobotomie, zu der die Mutter in tränenreicher Liebe ihre Zustimmung gegeben hatte, lebten sie fast reibungsfrei zusammen und meine psychotherapeutische Begleitung hatte ihr Schwergewicht in kleinen Ermutigungsschritten bei der Mutter, um ihm schrittweise mehr Selbständigkeit zu ermöglichen. Beruflich brachte er es auch tatsächlich wieder bis zum Dienst in der Apotheke, in der Liebe machte er keinen neuerlichen Ausbruchsversuch.

Zusammengefaßt läßt sich sagen, daß die präfrontale Lobotomie dort Erfolg in sozialer und auch klinischer Sicht erbracht hat, wo ein ambivalenter Konflikt in einem stark overprotektiven Beziehungsleben bestand. Der erfolgreiche Ausgang der Therapie fiel stets mit der Akzeptanz dieser overprotektiv geführten Lebensweise zusammen. Die jeweiligen Partner hatten nach heroischen Bewährungsproben ihrer Bindungstreue letztlich gesiegt, die Unterwerfungsrolle wurde durch ein erfolgreiches soziales Leben belohnt.

Ich will das wertfrei so stehen lassen und mich anderen, heute aktuelleren Therapien zuwenden. Wir verfügen heute mit den bekannten Neuroleptika über ein Arsenal an Medikamenten, die sehr erfolgreich den vitiösen Zirkel von Angst und Erregung zu durchbrechen vermögen. Mit einiger konsequenter Hochdosierung können wir innerhalb von 2 Wochen eigentlich bei jedem Patienten jenen Zustand erreichen, der vom Gesetzgeber für das Wegfallen von Zwangsmaßnahmen definiert ist, nämlich das Fehlen von Selbst- oder Gemeingefährlichkeit. Abbildung 1 zeigt Ihnen ein solches Hochdosierungsschema, wie ich es an meiner Abteilung im Psychiatrischen Krankenhaus Wien eingeführt hatte und wie es mir auch heute durchaus vertretbar erscheint, um Psychiatern und Pflegepersonal dramatische Bewährungsproben ihrer Beziehungsbereitschaft zu ersparen.

Abbildung 2 zeigt an einer Gruppe von 50 schizophrenen Patienten, wie die einzelne Symptomatik auf ein solches Behandlungsschema anspricht. Sie erkennen, daß die Symptome der oberen Reihe, also Angst, Unruhe, Aggression, Negativismus, Wahnproduktion und produktives Halluzinieren prompt und ausgiebig ansprechen, dagegen Hemmungsbilder langsamer und Gedankengangsstörungen gering. Es kommt also ganz offensichtlich zu einem Nachlassen der inneren Erregung und damit zu einer höheren Anpassungsfähigkeit an die Gegebenheiten der Realität. Das geschieht übrigens auch im Spontanverlauf nach Milieuänderungen, wenngleich in ungleich langsameren Zeitvollzügen. Der nicht mehr produktiv Kranke entwickelt dann ein Übergangsstadium von 1/2 bis zu 5 Jahren Dauer, das mit typischen Formen der psychischen Eingrenzung einhergeht, die im Spontanverlauf wie spielerisch aufgenommen und auch verändert werden und sich allmählich stabilisieren. Es handelt sich dabei nicht um einen Verlust von Fähigkeiten, also einen organischen Defekt, sondern um den Aufbau von Lebensannahmen, mehr oder weniger vereinfachenden oder übertreibenden Hypothesen, daher haben Janzarik (1959), Kisker (1960) und ich (1959) fast gleichzeitig und voneinander unabhängig dafür den Begriff der Persönlichkeitsabwandlung vorgeschlagen.

Die Mehrzahl unserer Patienten werden heutzutage nach Akutbehandlung relativ bald wieder von der Station entlassen und ihrer Bezugsgruppe übergeben. Sie geraten dann in das gleiche Konfliktfeld, das sie durch Aufnahme auf die Station verlassen hatten. Dagegen empfehlen wir zu ihrem Schutz eine neuroleptische Basiseinstellung, heute meist mit Depot-Neuroleptika zur Erhöhung der Compliance. Die Periode der labilen Persönlichkeitsabwandlung fällt also in diese Zeit und wir verkürzen mit unsrer Therapie ihre Dauer. Roland Deiser und ich haben 1979 daher 76 Patienten 5 Jahre später genau nachuntersucht und in 3 Gruppen unterteilt: 1. Die Gruppe derer, die die ihnen aufgetragene Depot-neuroleptische Einstellung die ganze Zeit durchgehalten haben; 2. Die Gruppe derer, die ihre Einstellung abgebrochen haben, aber frei leben; 3. Die Gruppe der Rückfälligen, die mehr oder minder chronisch die stationäre Betreuung in Anspruch nehmen. Es zeigte sich, daß die Gruppe der Rückfälligen (Gruppe 3) die geringsten

Nebenwirkungen klagten, obwohl sie insgesamt am meisten Neuroleptika erhalten hatten. Die Therapie-Abbrecher (Gruppe 2) hatten am meisten unter Spät-Hyperkynäsen zu klagen, vielleicht im Zusammenhang mit dem abrupten Entzug. Die übrigen Nebenwirkungen, Tremores, Akathisien und Gewichtserhöhungen traten bei den Gruppen 1 und 2 fast im gleichen Maße, nämlich bei 42 % auf, aber in Gruppe 1 klagten 86 % nicht darüber. Sie zeigten den stabilsten klinischen Befund mit geringer Restsymptomatik, waren aber überwiegend in Frührente. Dagegen hielten sich die Abbrecher (Gruppe 2) trotz Rückschlägen und vorherrschender Restwahnsymptomatik zu 56 % berufstätig, weitere 8 % hatten keine aufrechte Arbeit, aber nahmen keine Sozialunterstützung in Anspruch. Bei kasuistischer Aufarbeitung teilt sich die Gruppe 1 in eine kleinere Gruppe praktisch ohne Restsymptomatik und Ausgliederung des seinerzeit auslösenden Konflikts, und eine fast doppelt so große Untergruppe mit deutlicher vitaler Abschwächung und formalistisch ritualisiertem Lebenswandel. Er vollzieht sich in der Regel gut eingeordnet in eine Familiensituation, manchmal auch Arbeitssituation. Die Familie steht unter der Dominanz eines andern Familienmitglieds, der seinerzeitige Patient wird nicht als krank angesehen, aber auch nicht ganz voll genommen, bei Entscheidungen übergangen, in seinem gewohnten Tagesablauf, seinem Sitzplatz und dergleichen aber respektiert. Wir kennen diese Bilder von Spontanverläufen als stabile Persönlichkeitsabwandlungen nach durchlaufenem schizophrenen Schub und kennzeichnen sie als rollenfixiert. Man findet sie auch in der Gruppe 3, den Spitalsrückfälligen, als chronische Patienten mit geringer Symptomatik, doch sind diese Rollen skurriler, auffälliger und werden da als Bestandteil der Krankheit eingeschätzt. Funktionell bilden sie eine Art überoptimale Anpassung an eine bestimmte, umschreibbare Lebenssituation und es kommt auf diese an, ob die Rolle auffällt. Überraschend ist meist die rücksichtslose Härte, mit der die formalgerechte Einhaltung der Rolle durchgesetzt und verteidigt wird, z.B. der Sitzplatz am Eßtisch, die Stellung des Mobiliars usw.

Dagegen finden wir in Gruppe 2, den sozial eingeordneten Therapieabbrechern, eine Häufung von Wahnsystemen, die aber sich offenbar nicht berufstörend auswirken, weil sie nicht nach außen getragen werden. Funktionell dienen sie häufig der Erklärung von subjektiv als ungerecht empfundenen Zurücksetzungen. Klinisch könnten wir diese Patienten als mit einem paranoiden Restwahn abgeheilt einstufen. Wir kennen auch diesen Verlauf aus Spontanverläufen und stufen diese stabile Persönlichkeitsabwandlung als wahnfixiert ein.

Die Kenntnis der Spontanverläufe habe ich aus einer Studie Anfang der 50er Jahre, wo ich Patienten der Wiener Psychiatrischen Klinik aus den 30er Jahren, die damals als schizophren diagnostiziert aber nur einmal aufgenommen waren, nachuntersucht habe, man findet sie natürlich auch in den Bleuler'schen Langzeit-Verlaufsstudien.

Im Vergleich zu den 50er Jahren haben heute die Rollenfixierungen gegenüber den damals vorherrschenden Wahnfixierungen zugenommen. Das stimmt mit den Veränderung der therapeutischen Usancen zusammen. Damals behandelte man die Erregung der Schizophrenen mit sedierenden Schlafmittelkombinationen, die nachklingend unterschwellig fortgesetzt wurden. Die Wahnbildung ist aber am besten zu entwickeln mittels hypnoider Bewußtseinslagen und Isolierung. Genau dies taten aber auch die Patienten der Gruppe 2 der Fluphenazin-Studie, sie setzten das Depot-Neuroleptikum ab und behandelten sich selbst ihre Spannungen mit unterschwelligen Schlafmittelgaben nach Bedarf, zogen sich gleichzeitig aus den sozialen Kontakten möglichst zurück, da es hiebei zu Reibungen kam. Dies erklärt die Häufung der Wahnfixierungen in dieser Gruppe.

Neuroleptika mit geringer Sedierung haben in der Regel 2 Ansatzpunkte: Sie wirken anxiolytisch durch eine Art Reizfilterwirkung über das limbische System, die dem Aufschaukeln stimulierender Erregungsvorgänge von außen entgegenwirkt. In höherer Dosierung kommt es dann auch zu einer Herabsetzung oder Entkopplung der Reizproduktion im nigro-striopallidären System, was Haase mit dem Erreichen der extrapyramidalen Schwelle mittels der Schriftwaage zu erfassen versucht hat. Eine neuroleptische Basiseinstellung unterhöhlt daher den Einsatz aggresiver Erregung und der Durchsetzungskraft in Auseinandersetzungen und führt daher über operante Konditionierungsvorgänge in angepaßte Rollenstrukturen. Dies umso mehr, je klarer sich eine besorgende Dominanz in der Bezugsgruppe findet. Der Patient findet dann in eine überoptimal angepaßte Rollenfixierung, angepaßt an eine in der Regel overprotektive Familien- oder Pflegestruktur.

Abbildung 3 gibt Ihnen eine Übersicht auf der Basis der Spontanverlaufstendenzen. Wir erkennen die 4 beschriebenen Typen der Persönlichkeitsabwandlung nach schizophrenem Prozeßgeschehen. Wir erkennen, daß unsere geläufige Therapie das labile Abwandlungsstadium zu verkürzen ermöglicht. Die dadurch erreichte überoptimale Einpassung in einen bestimmten Lebensrahmen reduziert freilich die Variabilität der Verhaltensweisen, wir treiben den Patienten gewissermaßen in seine Fixierung hinein. Dagegen werden in der modernen Psychiatrie psychotherapeutische Anstrengungen eingesetzt, vor allem Gruppengespräche. Sie erhöhen die Variabilität der Anpaßungserfordernisse und verhindern damit allzu einseitige Verhaltensschablonen, wie wir sie in der "alten" Psychiatrie mit der Toleranz des Sich-Verkriechens in die ethologischen Nischen der Spitalssozialisation gefördert haben. Je mehr allerdings die Psychotherapie sich konfliktorientiert gestaltet, desto mehr gerät sie in Widerspruch zur Therapie der forcierten Abwandlungsfixierung. Der Vorwurf der Antipsychiatrie, die Psychiatrie betreibe nur Anpaßungshilfe auf Kosten des Selbstentwicklungsanspruchs des Patienten, ist keineswegs ausgeräumt. Eine agierende Parteinahme für die Selbstentwicklung ist aber ebenso unverantwortlich, weil der Psychoseausbruch ja lehrt, daß der Patient daran gescheitert ist. Der Welttrend geht dahin, eine Verlängerung der Labilitätsphase zu Gunsten einer Entwicklungschance in Kauf zu nehmen, mit der Konsequenz verlängerter Behandlungszeiten und einer Schwerpunktbildung in der Familientherapie. Hiebei geht es nicht um die Schuldbelastung der Familie, wie ein mißverständlicher Extremismus zu deuten möglich machte, sondern um die Entlastung des Patienten bei der Bewältigung meist unbewußter Hemmwirkungen.

Ich darf abschließend zusammenfassen:

1. Der Gegenwirkungscharakter von Pharmakotherapie und Psychotherapie in der Behandlung von Psychosen ist nicht aufgehoben, aber auch nicht durch ein wertendes Gesamturteil zu entscheiden. Die Forderung steht vielmehr nach einem optimalen therapeutischen Kompromiß in Anwendung an den einzelnen Patienten.

2. Das belastet den Psychiater mit einer komplexeren therapeutischen Indikation, die in ihre Erwägung nicht nur diagnostische Kriterien, sondern auch solche der Familiendynamik, bzw. der bestehenden Bezugsgruppe mit einbezieht.

3. Die Erforschung der aufgezeigten Zusammenhänge hat geringe Chancen mit statistischen Methoden. Für die Probleme unsrer Gegenwart gewinnen kasuistische Verlaufsstudien daher erneut größere Bedeutung.

Literatur

Schindler, R.: Zur präfrontalen Lobotanie, Wr. Z. f. Nervenheilkunde u. Grenzgeb. II/H, 320-348, 1948

Schindler, R.: Das Traumleben der Leukotomierten. ebd. VI/H4, 330-334, 1953

Schindler, R.: Fortschritte der Psychotherapie

Schindler, R.: Fortschritte der Psychochirurgie

Schindler, R.: Klinische Psychotherapie von Psychosen. In: Hoff (Hrg.) Therapeutische Fortschritte in d. Neurologie u. Psychiatrie. Urban-Schwarzenberg 1960

Schindler, R.: Schizophrene Persönlichkeitsabwandlung unter neuroleptischer Langzeittherapie. Sozialpsychiatrie und Psychopharmakologie in ihrer Verflechtung. Janssen Sympos.Bd. 10, 41-50, 1972

Schindler, R.: Recidivverhütung im Zeitalter von Depot-Neuroleptika und sozialer Psychiatrie. Nervenarzt 47, 347-350, 1976

Schindler, R.: Das psychodynamische Problem beim sog. schiz. Defekt. II.Int.Symp. üb. d. Psychotherapie der Schizophrenie. Benedetti-Müller (Hrg.) Bd.2, 276-290, Karger 1960

Schindler, R.: Weitere Betrachtungen zur Psychodynamik schizophrener Persönlichkeitsabwandlung. III. Int. Symp. zur Psychoth. d. Schiz. (Benedetti-Müller) Karger 1965

Schindler, R.: Ergebnisse und Verlaufsbilder langjähriger depot-neuroleptischer Behandlungen. Kryspin-Exner-Hinterhuber-Schubert (Hrg.). Ergebnisse der psychiatr.

Therapieforschung. (III. Alpenland. Psychietrie-Symp. Seefeld) Stuttgart-New York 1982

Schindler, R.: Die Veränderung psychotischer Langzeitverlaufe nach Psychotherapie. Psychiatria clinical 3, 206-216, 1980

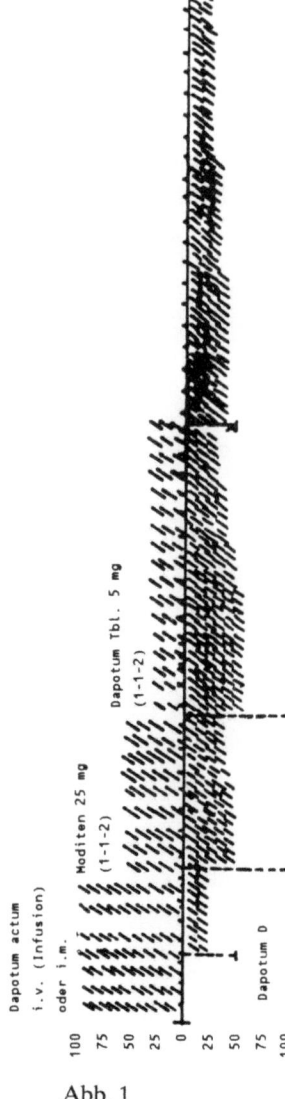

Abb. 1

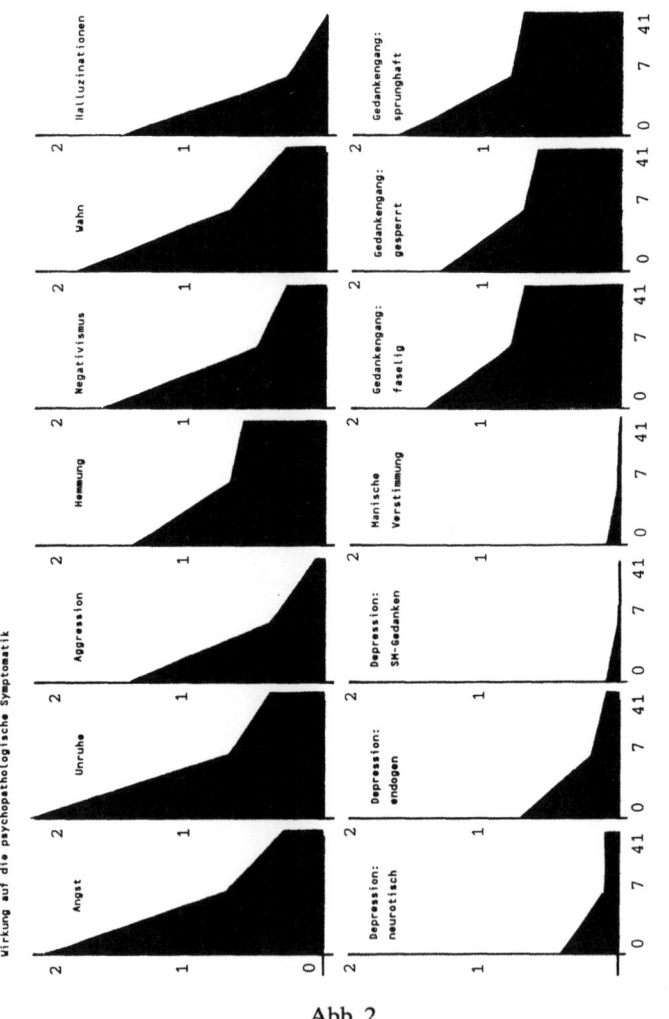

Abb. 2

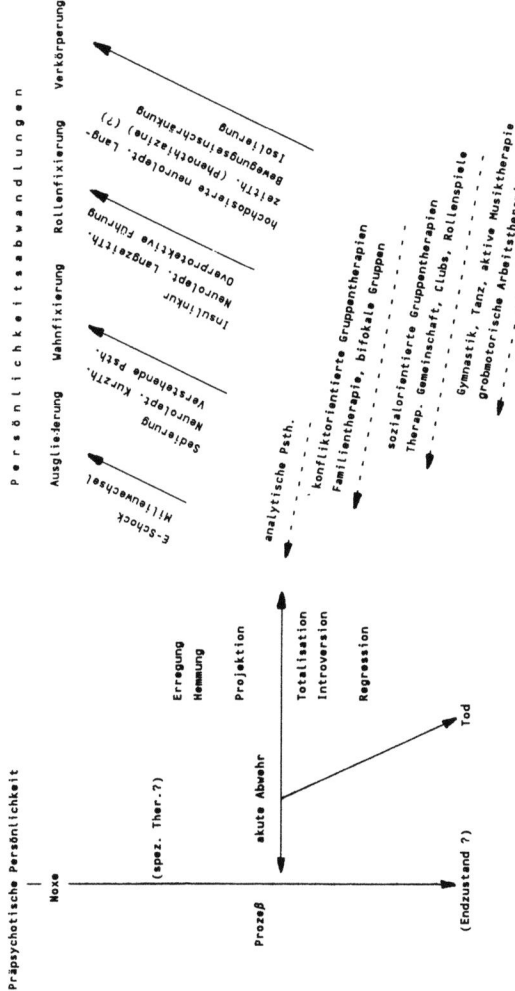

Abb. 3

Die Psychodynamik der Psychopharmaka

W. Burian

Bei der Einnahme von Psychopharmaka wird in der Regel sehr viel über die pharmakologischen Eigenschaften der Substanz gesprochen, gelegentlich von der Persönlichkeit des Patienten, aber schon gar nicht von dem Setting, in dem die Medikamenteneinnahme stattfindet. Wir wollen uns hier nicht mit dem Elend des medizinischen Wissenschaftsbegriffes plagen, der sowohl den Pharmakakonsumenten als auch das Setting aus seiner Betrachtungsweise ausschließt. Im folgenden möchte ich mich in der Hauptsache auf den Gebrauch legaler Arzneimittel bzw. Psychopharmaka beschränken und den Konsum der sogenannten illegalen Drogen nur bei Bedarf erörtern, obwohl ich viele meiner Beobachtungen aus diesem Gebiet erhalte. Ich werde also zuerst das Setting des Drogengebrauches erörtern und dann auf die eigentliche Psychodynamik dieser Arzneimittel eingehen, insbesondere auf den Placeboeffekt.

Unter dem Setting der Medikamenteneinnahme verstehen wir das Beziehungssystem zwischen Arzneimittel, Patient bzw. Konsument und seiner körperlichen und sozialen Bedingungen. Die Verschreibung eines Medikamentes im Spital unterscheidet sich sehr stark von der Verordnung in der ärztlichen Praxis oder in der Wohnung des kranken Patienten. Der Unterschied liegt nicht nur in den tatsächlich unterschiedlichen Formen, sondern in dem Unterschied der sozialen Haltungen und Rituale. Die Einnahme der Psychopharmaka im Spital verläuft nach den Regeln und Verschreibungsgewohnheiten der spezifischen Institution. Dagegen ist die private Einnahme eines Medikamentes eine Verlagerung des sozialen Gewichtes zur Person des Verbrauchers, der nicht einfach eine Verlängerung der ärztlichen Anweisung darstellt, sondern nach seinen eigenen Gewohnheiten und Regeln die Arzneimitteleinnahme modifiziert. In der Frage der Compliance finden wir das Thema wieder.

Während im Spital oder in der Ordination der Gebrauch von Arzneimitteln sich mehr nach autoritären Verhaltensmustern richten wird, entwickeln sich beim privaten Gebrauch eines Arzneimittels gänzlich andere Regeln. Hier kommt die bekannte Tatsache zu tragen, daß die Wirkung eines Medikamentes von Person zu Person, von Ort zu Ort sehr unterschiedlich ist, vor allem deshalb, weil jede Substanz ja verschiedene pharmakologische Eigenschaften besitzt, die sehr unterschiedlich auf den einzelnen Verbraucher wirken. Üblicherweise wird z.B. bei der Einnahme von Aspirin auf schmerzkontrollierende Wirkung besonderes Augenmerk gelegt, während die Nebenwirkung bei Gastritis bzw. Gerinnungsverzögerung in der Regel kaum beachtet werden und schon gar nicht schwere Unverträglichkeiten. Der Gebraucher wird also in der Regel an die gutartigen Wirkungen der Substanz hängen bzw. vom Arzt darauf hingewiesen, weniger auf diese unterschiedlichen Nebenwirkungen dieser Substanz. Noch komplexer wird das Verhältnis von Haupt- und Nebenwirkungen bei psychotropen Medikamenten, die, von den Tranquillizern abgesehen, sehr unterschiedlich und relativ viele Haupt- und Nebenwirkungen haben.

Welche soziale Funktion hat das Medikament ?

Im sozialen Rahmen, also im Setting, wird das Psychopharmakon zur Regulierung von Angst und Unsicherheit verwendet und bestimmte soziale Funktionen, die herabgesetzt oder defektös waren, sollen auf diese Weise stabilisiert werden. Meine Hypothese, daß das soziale System, in dem wir uns bewegen, nicht mehr so klar und eindeutig funktioniert und erkannt werden kann, als dies früher wahrscheinlich einmal möglich war. Der überschaubare soziale Ort, der für unser Beispiel die Verwendung von Arzneimittel bestimmt hat, ist atomisiert worden. Gesellschaftliche Funktionen sind durch den einzelnen nicht mehr manipulierbar. Eine unbefriedigende Arbeit und die damit verbundene intensive Belastung führen zu körperlichen und seelischen Störungen. Die Familie, die vormals einen Teil dieser Spannungen aufgefangen hat, befindet sich nun endgültig in Auflösung, ohne gleichzeitigen adäquaten Ersatz. Im Alltagsleben wird der Widerspruch zwischen den vereinzelten und den übermächtigen Institutionen perfekt. Daher erlebt der Patient in der psychiatrischen Institution notwendigerweise die Einnahme von Arzneimitteln anders als in seiner gewohnten privaten Umgebung. Vielleicht gibt es in der totalen Institution noch Reste guter mütterlicher Funktionen, in der Regel werden die beherrschenden und sadistischen Elemente der allmächtigen bösen Mutter überwiegen und die positiven fürsorglichen Aspekte zurückgedrängt. Dagegen ist außerhalb der Institution der Gebrauch von Psychopharmaka (auch von antipsychotischen Substanzen) der Einschätzung des einzelnen Patienten überlassen, welcher dies auch als Hilfe und nützliche Kontrolle begreift. Von der Funktion des Settings her ist die Einnahme einer legalen Droge bzw. antipsychotischen Medikation recht ähnlich. Das Medikament soll einen Bewältigungsversuch darstellen, es soll die peinigenden Affekte und das herrische Drängen der Triebe abstellen und die Gewalt der Konflikte reduzieren helfen.

Sozialwissenschaftler haben uns gezeigt, daß die Erwartung des Drogenverbrauchers bzw. Medikamentenverbrauchers die Einnahme wesentlich bestimmt. Die Nebenwirkungen sind nicht nur eine medizinische oder pharmakologische gut definierte Kategorie. Sie sind vielmehr Wirkung, die sowohl vom Gebraucher als auch vom Arzt als unerwünscht beschrieben wird. Damit sind sowohl Haupt- und Nebenwirkungen sozial definierte Kategorien. Eine rauschähnliche Wirkung eines Tranquillizers mag z.B. für einen Arzt eine unerwünschte Nebenwirkung darstellen, aber für einen Drogenabhängigen eine sehr erwünschte Wirkung ergeben.

Wir sehen also ganz deutlich, daß die Unterscheidung zwischen Haupt- und Nebenwirkungen nicht nur eine pharmakologische Kategorie, sondern auch eine soziale Kategorie darstellen muß, welche von der Art und Weise der Verabreichung, also dem sozialen Setting, und der Interaktion zwischen Arzt und Patient abhängig ist. In der Folge werden wir uns mit den bewußten und unbewußten Vorstellungen beschäftigen, die die Interaktion zwischen Arzt und Patient auslöst.

In der frühen Medizin waren die meisten Behandlungserfolge sehr wesentlich auf die Placebowirkung und die Beziehung zwischen Arzt und Patient zurückzuführen. Diese ist auch heute noch als ein beträchtlicher Anteil aller positiven Behandlungserfolge in jeder Form der medizinischen Therapie wirksam. Es ist sicherlich kein Zufall, daß sehr wenig wissenschaftliche Untersuchungen über die Wirkung von Placebos vorhanden sind. Allgemein können wir sagen, daß etwa 30 % aller Patienten auf Placebobehandlung positiv ansprechen [1]. Wir erklären uns dies daraus, daß bestimmte Funktionen des Patienten durch körpereigene Substanzen verändert werden können und führen dies auf bestimmte Modelle der Selbstregulation zurück. Wir kennen auch Fälle, wo Patienten von Placebos abhängig werden, während andere eine große Reihe von Nebenwirkungen mit Schwindel, Erbrechen, Asthma, Diarrhö und Pruritus bringen. Durch die Medikamenteneinnahme sind die Patienten im Stande, ein Syndrom zu produzieren, das sie sonst nicht hervorgebracht hätten. Mit Hilfe von Placebos können wir bei jeder beliebigen Patientengruppe unerwünschte Wirkungen hervorrufen, wie die berühmte Untersuchung von Peecher schon 1956 gezeigt hat [2]. An die 10 % der Placebogebraucher entwickelten sogar schwere toxische Reaktionen mit verschiedenen Dermatosen, Urtikaria und sogar Schockzuständen. In sehr vielen Untersuchungen aus meinem Arbeitsbereich der Suchtforschung geht hervor, daß die Zuschreibung einer bestimmten Substanz in der Regel wesentlicher als die eigentliche Wirkung ist. Ich kenne eine Reihe von Patienten, die täglich an die 150 mg Methadon erhalten und durch die zusätzliche Verabreichung von Heroin vermeinen, einen besonderen Kick zu bekommen. Dies, obwohl bei einer Menge von 80 mg Methadon bereits eine völlige Blockierung der entsprechenden Rezeptoren vorhanden ist, wird diese Wirkung behauptet. Wir alle kennen von den verschiedenen Doppelblindstudien die unterschiedlichsten Zuschreibungen der Patienten auf nicht wirksame Substanzen. Meine Erfahrungen auf einer Abteilung für alkoholabhängige Frauen z.B. ergab, daß die Verabreichung von Placebo oft die gleiche Wirkung aufzuweisen hatte, wie von Tranquilizern bekannter Marken. In der vorhin erwähnten Untersuchung erwähnt dieser, daß die

Patienten in der Regel auf das Placebo überreagieren und erst später ein Nachlassen der Wirkung berichten, daß sie aber bei einem tatsächlich wirksamen Pharmakon zuerst unterreagieren. Diese Beispiele zeigen ganz klar, daß die Zuschreibung der Patienten sowohl von dem verordenden Arzt, als auch der inneren Welt des Patienten abhängig sein muß.

Wir können die Psychodynamik der Droge und die Placebowirkung nur dann verstehen, wenn wir in der psychischen Entwicklungsgeschichte weit zurückgehen. Unser Ausgangspunkt bleibt, daß jede Einnahme eines Psychopharmakons eine bestimmte Form der psychischen Selbstmanipulation darstellt, die ihre Grundlagen in der frühen Kindheit erhalten hat. Die Entwicklung des Kindes ist im wesentlichen eine Entwicklung von Mutter und Kind und später die allmähliche Verselbständigung des Kindes mit Hilfe des Übergangsobjektes. Ist die hinreichend gute Mutter, wie sie Winnicot genannt hat, fähig, dem Kind gerecht zu werden, übernimmt sie eine stützende Ich-Funktion und ermöglicht damit dem Säugling die Verdrängung der unvorstellbaren Ängste und das positive Erlebnis der Omnipotenz und auch seiner magischen Steuerung.

Ist diese Erfahrung gesichert, so kann dann der Säugling zu subjektiven Objekten zwischen Kind und der Umwelt darstellen unschärfer werden und sich auf den ganzen intermediären Bereich zwischen innerer psychischer Realität und äußerer Welt ausdehnen. Durch die Schaffung des Übergangsobjektes wird im Bereich der Illusion eine Gestalt in der Realität gegeben. Gleichzeitig wird damit der neutrale intermediäre Erfahrungsbereich geschaffen, der uns später erlaubt, Illusionen und subjektive Vorstellungen wie Kunst, Philosophie und Literatur zu genießen und mit anderen auszutauschen. Gestört hingegen bleibt der Mensch, der seine Illusion für objektiv hält. Nachdem die Mutter zuerst Gelegenheit zur Bildung der Illusion gegeben hat, ist spätere Hauptaufgabe die Desillusionierung. In diesem Prozeß spielt die Entwöhnung eine wichtige Rolle. Sie bereitet den Boden für alle späteren Frustrationen. Der Patient erschafft die Bedeutung des M., aber das Objekt M. war natürlich vorher da, um erschaffen und besetzt werden zu können.

Ich hoffe, mit meinen Ausführungen klar gemacht zu haben, warum Psychopharmaka eine bestimmte Form von Übergangsobjekt darstellen und die Mutter-Kind-Beziehung in der Arzt-Patient-Beziehung als Übertrag wieder auftreten muß. Unsere Patienten verbinden die Wirkung des verordneten Medikamentes mit den bewußten und unbewußten Vorstellungen über die Person des verschreibenden Arztes. Auf der psychischen Ebene funktioniert das Medikament auf der Stufe der vorhin beschriebenen Übergangsobjekte und soll jene symbolische Objekte ersetzten, die auf Grund der Enttäuschungen in der Vorgeschichte des Patienten in seiner inneren Welt fehlen oder mangelhaft sind.

Die magischen Eigenschaften des Übergangsprojektes lassen uns auch verstehen, warum sowohl lebensbejahende als auch zerstörerische Kräfte wie Sexualität und Aggression so nahe beisammen wirken und daher viele unterschiedliche und gegensätzliche Effekte in der Medikamenteneinnahme bewirken können.

Zuletzt möchte ich noch die Wirkung des Psychopharmakons beschreiben, wie es in dem Affekthaushalt eingreift und Ich-Funktionen modifiziert. Nach Khanthzian [3] können wir zwischen stimulierenden, entspannenden und stabilisierend kontrollierenden Psychopharmaka unterscheiden. Die wesentliche Funktion ist die adaptive Wirkung einer jeden psychotropen Substanz. Zu den Stimulanzien können wir die Amphetamine und Kokain sowie bestimmte Antidepressiva rechnen, die dazu verwendet werden, das Gefühl der Leere, der Langeweile und der Depression zu beseitigen. Zu den entspannenden Substanzen gehören die Medikamente der Babiturate-Tranquilizergruppe und Drogen, Alkohol und Cannabis, welche mehr Entspannung als Euphorie herstellen und die die schwankenden Abwehrformationen beruhigen und die schmerzhaften Affekte mildern helfen. Dagegen sind zu den stabilisierenden und kontrollierenden Drogen die Opiate zu rechnen, welche der Affektanalgesie dienen. Die neuroleptischen Substanzen nehmen dagegen eine Zwischenposition ein, in dem sie einerseits sehr stark dämpfend wirken und antipsychotische Wirkungen haben, im weiteren Sinn also das Ich stärken.

Die antidepressiven Substanzen hingegen wirken auf der einen Seite antriebsteigernd bzw. stimmungsaufhellend und dämpfend zugleich. Diese sehr unterschiedlichen komplexen Auswirkungen von Psychopharmaka haben notwendigerweise Rückwirkungen auf die psychische Dynamik. Ich möchte dies nur an einem Beispiel erläutern. Gerade bei einer antidepressiven Medikation sehen wir in der Regel eine sehr lange Anlaufzeit bis zur eigentlichen antidepressiven Wirkung. Auch die Tatsache, daß die anfänglich schlafanstossende Wirkung einer antidepressiven Medikation als erleichternd erlebt wird, bedeutet natürlich nicht, daß diese Medikation einen chemischen Schutz für die nächsten Wochen darstellen wird. Bei den antriebsteigernden Antidepressiva sehen wir sehr oft eine geteilte Wirkung, in dem durch die Antriebssteigerung die Suizidtendenzen sehr stark gefördert werden, bevor die schützende, stimmungsaufhellende Wirkung einsetzen kann. Das kann für den Patienten eine sehr gefährliche Situation ergeben.

Meiner Auffassung nach kann bei psychiatrischen Erkrankungen eine Pharmakatherapie alleine ohne Berücksichtigung der individuellen psychischen Dynamik die Konflikte des Patienten nicht lösen. In diesen Fällen scheint mir immer eine Kombination von Psychopharmakabehandlung und Psychotherapie angebracht. Die zeitweise Regression des Patienten infolge der Einwirkung der Psychopharmaka ist meines Erachtens sehr wohl geeignet, seine gesunden Anteile durch psychotherapeutische Aktivitäten zu stärken, und einen lebbaren Kompromiß zu finden.

Fassen wir zusammen: die Wirkung eines Psychopharmakons beruht einmal auf seiner pharmakologischen Wirkungsweise, welche aber wiederum in einer komplexen psychischen und sozialen Dynamik eingebettet ist:

1) dem sozialen Setting
2) der weitgehend unbewußten Innenwelt des Patienten

3) dem Wechselspiel von Übertragung und Gegenübertragung zwischen Patienten und Arzt.

Literatur

1. Broly, M.: The lie that heals: the ethics of giving placebos, Ann. Inten. Med., 1982, 97, S. 112 - 118
2. Krystal, M., Raskin, H.A.: Drogenabhängigkeit. Med. Psycholg. Vaudenhoek Ruprecht, 1981
3. Khantzian, E.J.: The Self-Medication Hypothesis of Addictive Disorders, Am. J. Pychiatr. 142, 11, Nov. 1985, S. 1259 - 1264

*Ullrich Meise, Friederike Hafner,
Hartmann Hinterhuber (Hrsg.)*

Die Versorgung psychisch Kranker in Österreich

Eine Standortbestimmung

1991. 56 Abbildungen. XIV, 323 Seiten.
Broschiert DM 78,-, öS 546,-
ISBN 3-211-82317-4

Preisänderungen vorbehalten

Der gesundheitspolitische und sozialmedizinische Versorgungsaspekt vom psychisch Kranken und Behinderten wurde bislang in Österreich noch nie umfassend unter Zugrundelegen relevanter Daten behandelt. Das vorliegende Buch ermöglicht erstmalig eine Evaluation der psychiatrischen Versorgung aus dem Blickwinkel der Träger relevanter psychiatrischer Versorgungsstrukturen. Die Beiträge bieten dem Leser die Möglichkeit, die Diskussion vielfältiger Aspekte und Meinungen zu den Themenbereichen aktuelle Versorgungssituation in den einzelnen Bundesländern, Image des psychisch Kranken und der Psychiatrie sowie Reorganisation und Planung der psychiatrischen Krankenversorgung nachzuvollziehen. Es ist persönliches Anliegen der Herausgeber durch dieses Buch, das sich im besonderen an alle im Gesundheits- und Sozialwesen Tätigen richtet, einen Anstoß für die Beschleunigung der Reform der psychiatrischen Krankenversorgung zu geben.

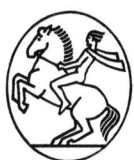

Springer-Verlag Wien New York

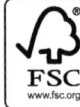

If you have any concerns about our products,
you can contact us on
ProductSafety@springernature.com

In case Publisher is established outside the EU,
the EU authorized representative is:
**Springer Nature Customer Service Center GmbH
Europaplatz 3, 69115 Heidelberg, Germany**

Printed by Libri Plureos GmbH
in Hamburg, Germany